Acouphènes

s'en débarrasser définitivement grâce aux méthodes naturelles

Ouvrages du même auteur:

- *Réflexologie, initiation pratique* (Éditions Exclusif)
- *Soulager vos douleurs grâce aux aimants* (Éditions Exclusif)
- *Chakras, guérir et rééquilibrer vos énergies* (Éditions Exclusif)

Éditions **Exclusif**
120, avenue Charles-de-Gaulle
92200 Neuilly-sur-Seine
Tél. et Fax. : 01 46 43 09 24

Imprimé en France

I.S.B.N. : 978-2-8489-1082-6

Clémence Lefèvre

Acouphènes

s'en débarrasser définitivement grâce aux méthodes naturelles

Editions EXCLUSIF

Avertissement

Les informations, recettes et recommandations proposées dans cet ouvrage ne remplacent en aucun cas le diagnostic ni les soins d'un praticien qualifié. Si vous êtes en traitement, quel que soit votre problème, consultez votre médecin. Ne modifiez aucune prescription sans avis autorisé. Ni l'auteur, ni l'éditeur, ne pourront être tenus pour responsables de la mauvaise utilisation d'un remède ou d'une technique décrits dans ces pages.

PRÉAMBULE

Un jour, subitement, vous vous êtes mis à entendre des sons. Depuis, ces derniers ne vous quittent plus sauf pendant quelques périodes où ils sont atténués.

Ces « sons fantômes » qui se manifestent par des bourdonnements d'oreille vous gâchent la vie.

Souvent considéré comme un malade imaginaire par votre entourage, vous avez du mal à mener l'enquête sur vos troubles et il arrive fréquemment que vous ne parveniez pas à trouver l'aide médicale nécessaire.

Si vous vous sentez concerné alors cet ouvrage est pour vous ! Et rassurez-vous ! Vous souffrez d'un mal réel, celui d'être atteint d'acouphènes.

Vous n'êtes pas seul puisqu'aujourd'hui 15 % de la population soit plusieurs millions de personnes souffrent du même symptôme ! Et nous savons, selon des études récentes, que le nombre d'acouphéniques ne cesse d'augmenter chaque jour et particulièrement au sein de la jeune population.

Loin d'être des hallucinations auditives, ces « sifflements » ou « bourdonnements » prennent naissance dans l'organe de l'audition et ses causes sur lesquelles nous reviendrons sont d'origines multiples.

Cette diversité des causes éventuelles fait que la plupart des médecins manquent de temps pour diagnostiquer et trouver le traitement approprié. Pour beaucoup de personnes atteintes d'acouphènes, le sentiment de ne pas être comprises, l'impuissance et l'indifférence de la médecine classique et la frustration qui en découle dans la vie de tous les jours sont des manifestations réelles de ce symptôme.

Véritable phénomène de société, ce livre a pour objectif de vous fournir un aperçu le plus complet possible des possibilités de traitement des acouphènes.

Au fil de cette lecture, vous allez découvrir comment venir à bout de ces désordres auditifs et mettre fin à ce calvaire. Les acouphènes ne sont pas une fatalité, vous n'êtes pas tout seul, des solutions existent.

Là où la médecine classique peut échouer, vous allez apprendre, grâce à des techniques et des thérapies appropriées, à soigner ce mal dit « incurable ».

Face à ces maux où le terrain et le ressenti individuels prédominent, les médecines alternatives sont bien adaptées.

Ces disciplines s'intéressent à la fois au terrain individuel et à la manière dont chacun vit sa maladie, analysant de manière fine les maux des patients et leurs différentes causes.

Elles permettent donc de disposer d'un ensemble de traitements variés. Là où l'un échouera, un autre réussira mieux. Lors que le traitement est choisi à bon escient, les patients trouveront des solutions efficaces.

Il est donc temps d'être « à l'écoute » de votre corps, de votre bien-être et de votre santé !

Bonne lecture !

Clémence Lefèvre

QU'EST-CE QUE LES ACOUPHÈNES ?

PARMI tous nos organes sensitifs, l'oreille est un de notre principal organe de communication. Elle permet de recevoir des sons, musiques, paroles, bruits, et ces sons ont un sens, ils constituent un environnement dont nous ne prenons pas toujours conscience, sauf quand il se dégrade.

Lorsqu'on est atteint d'acouphènes, il s'agit d'un symptôme et non d'une pathologie pouvant être associé à différentes affections : troubles de l'oreille externe, moyenne ou interne, traumatisme acoustique ou crânien, hypertension, etc.

L'objet de ce chapitre est de rappeler quelques notions de base sur l'anatomie et le fonctionnement de l'oreille dans le but de mieux comprendre l'impact des affections médicales sur cette dernière.

Voyons ce qu'il se passe au cœur de l'oreille.

L'OREILLE : RAPPELS ANATOMIQUES ET PHYSIOLOGIQUES

UN ORGANE SENSORIEL PRÉCIEUX

L'oreille est un organe neurosensoriel à double fonction : d'une part elle joue un rôle prépondérant dans le maintien de l'équilibre du corps, et d'autre part, elle assure l'audition par transmission des ondes sonores produites par un émetteur depuis l'oreille externe (pavillon) jusqu'à l'oreille interne (cochlée) puis vers le cortex cérébral.

Un émetteur produit des sons sous forme d'ondes sonores à la manière des ondes ondulant à la surface de l'eau. Cette propagation dans l'air est une succession de compressions et de décompressions se propageant jusqu'au récepteur.

Grâce au pavillon, l'oreille collecte ces vibrations et transforme l'énergie sonore en message nerveux.

Le son représente la partie audible du spectre des variations acoustiques, de la même manière que les couleurs visibles du spectre de la lumière ne représentent qu'une petite partie de tout le spectre.

L'audition d'un son prend en compte deux paramètres : la fréquence (exprimée en hertz, Hz) et la puissance (ou intensité) en décibels (dB).

À mesure que la fréquence augmente, le son devient aigu. On parle d'ultrasons au-delà de 20 000 Hertz. Au-dessous de 20 Hertz (sons graves), on parle d'infrasons.

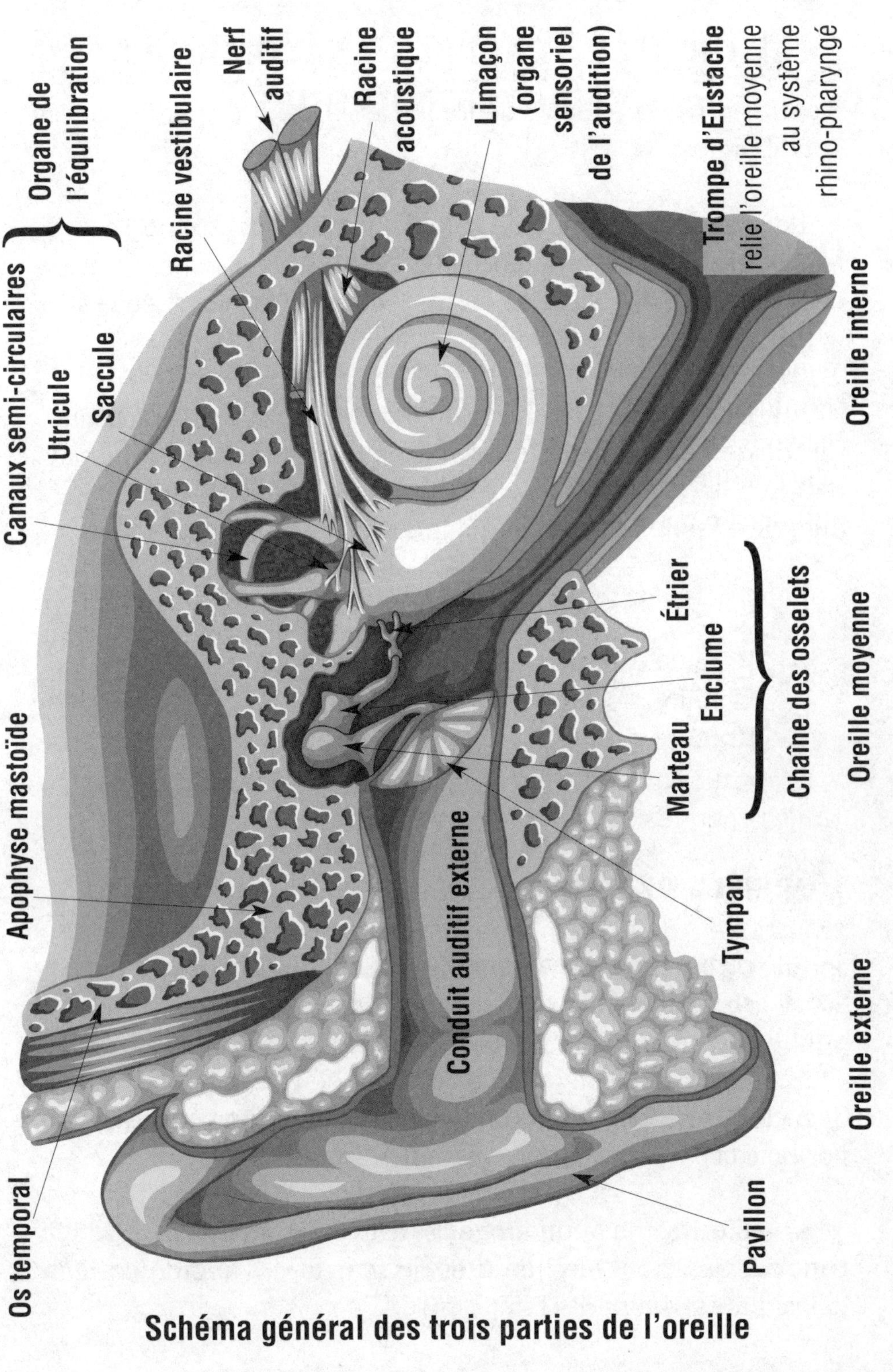

Schéma général des trois parties de l'oreille

L'oreille humaine moyenne ne peut percevoir les sons que si leur fréquence se situe entre 20 et 20000 Hz, contrairement à d'autres espèces (chiens, dauphins, etc.) dont les performances sont élargies.

Le seuil de perception de l'oreille humaine dépend de la puissance du son et les fréquences les mieux perçues chez une personne saine sont situées entre 1000 et 4000 Hz (fréquences correspondant à la parole).

Au-delà, le seuil de perception est moins élevé et la puissance du son doit être augmentée : par exemple la puissance minimale d'un son de 20 Hz sera de 70 dB, alors qu'un son de 4000 Hz sera audible à faible puissance (quelques décibels).

L'oreille est un organe complexe composé de trois parties :

- L'oreille externe
- L'oreille moyenne
- L'oreille interne

L'oreille externe

Elle comprend le pavillon et le conduit auditif externe. Le pavillon est cartilagineux et d'environ 70 millimètres sur 30 à l'âge adulte et comporte de nombreux replis.

Sa forme rappelle les cornets acoustiques et permet ainsi de concentrer l'énergie sonore vers un point précis.

L'oreille externe se prolonge par le conduit auditif, cylindrique tortueux de 25 à 30 millimètres de structure d'abord cartilagineuse puis osseuse (os temporal).

Il est tapissé de peau et recouvert de liquide visqueux protecteur, sécrété par les glandes. Ce liquide, le cérumen, lubrifie le tympan, membrane souple et fine limitant l'accès vers l'oreille interne.

Dans certaines malformations (anomalies congénitales) de l'oreille externe, le pavillon et même le conduit auditif externe peuvent être insuffisamment développés, voire absents, ou encore asymétriques.

Mais l'une des malformations les plus fréquentes aux conséquences d'ordre essentiellement esthétique, est représentée par les oreilles « décollées », que l'on peut opérer assez facilement. Les traumatismes peuvent provoquer un hématome du pavillon qu'il faut inciser ou évacuer.

L'inflammation de l'oreille externe, ou otite externe, se signale par des douleurs, des démangeaisons, un écoulement de sécrétions.

Elle est la conséquence d'une infection de la peau ou d'une maladie dermatologique (l'eczéma par exemple) localisée au conduit auditif.

La présence de corps étrangers tels que des insectes ou des morceaux de coton dans le conduit auditif externe peuvent provoquer des douleurs (otalgies) ou des saignements de l'oreille. Le cérumen peut s'accumuler en bouchon.

Ces deux cas nécessitent une extraction, **pratiquée exclusivement par un médecin,** à l'aide d'un lavage d'oreille ou à l'aide d'instrument.

L'OREILLE MOYENNE

Son rôle est double car elle doit à la fois protéger l'oreille interne et transformer les vibrations aériennes arrivant de l'oreille externe en vibrations solidiennes (analysable par l'oreille interne).

Elle est composée d'une chambre contenant de l'air, appelée « caisse du tympan » qui contient un système de transmission solidienne, la chaîne tympano-ossiculaire, composée de trois osselets : le marteau, l'enclume et l'étrier.

La caisse du tympan est fermée sur l'oreille externe par la membrane du tympan, et sur l'oreille interne par l'intermédiaire des fenêtres rondes et ovales. En outre, elle communique avec le pharynx et la trompe d'Eustache.

Les osselets ont un rôle prépondérant dans la transformation (et l'amplification) des vibrations aériennes en vibrations solidiennes.

Ils protègent l'oreille interne contre les fortes pressions sonores et régulent les pressions aériennes et liquidiennes de l'oreille moyenne et interne.

Lors d'expositions sonores très fortes, les osselets évitent de détruire la chaîne de transmission. En effet, le muscle tenseur du tympan, situé sur le marteau, diminue les possibilités de vibration du tympan lorsque celui-ci est exposé à de fortes pressions sonores.

Le muscle de l'étrier intervient dans les mêmes conditions et empêche par réflexe la transmission de l'onde vers l'oreille interne.

Ces deux muscles protecteurs ne peuvent être sollicités que pour des intensités sonores inférieures à 80 dB, ce qui limite la protection auditive lorsque la puissance sonore dépasse cette limite.

Des plus, des expositions répétées à de fortes pressions sonores détruisent l'oreille interne, la fatigue musculaire limitant la protection à long terme.

L'oreille interne

Lorsque les vibrations du tympan ont atteint la fenêtre ovale, les ondes sonores poursuivent leur voyage à l'intérieur de l'oreille interne.

Cette dernière est un dédale de conduits et de passages, connu sous le nom de labyrinthe. Le vestibule et la cochlée se trouvent dans le labyrinthe.

La cochlée a la forme d'un petit escargot dont la spirale décrit un peu plus de deux tours et demi. Elle est remplie d'un liquide appelé périlymphe et contient deux membranes situées très près l'une de l'autre. Ces membranes forment une sorte de cloison de séparation dans la cochlée.

Pour que la périlymphe puisse circuler librement dans la cochlée de part et d'autre de la cloison, cette dernière est dotée d'un petit orifice appelé l'hélicotrème qui permet aux vibrations de la fenêtre ovale d'être transmises dans tout liquide qui traverse la cochlée.

Dès lors que ce liquide s'introduit dans la cochlée, les milliers de fibres ciliées microscopiques qui tapissent la cochlée entrent en mouvement.

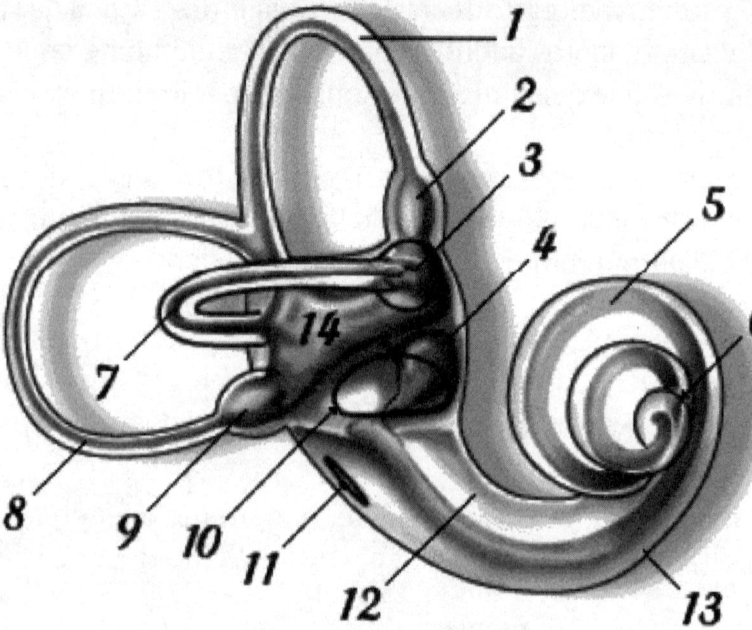

La cochlée et le vestibule

1. Canal antérieur
2. Ampoule du même canal
3. Ampoule du canal horizontal
4. Saccule
5. Canal cochléaire (andolymphe)
6. Hélicotrême
7. Canal latéral horizontal
8. Canal postérieur
9. Ampoule du canal postérieur
10. Fenêtre ovale
11. Fenêtre ronde
12. Rampe vestibulaire (périlymphe)
13. Rampe tympanique (périlymphe)
14. Utricule

Ces fibres sont connectées au nerf auditif, et selon la nature des mouvements du liquide, différents types de fibres ciliées seront mis en mouvement.

Par ces mouvements, les fibres émettent des signaux au nerf auditif relié au centre auditif du cerveau. Ce dernier traduit ces impulsions électriques en sons que nous reconnaissons et que nous entendons.

En d'autres termes, la cochlée joue un rôle fondamental dans l'audition car notre capacité auditive dépend de ces fibres ciliées.

Concernant le vestibule, deuxième partie du labyrinthe de l'oreille interne, son rôle n'est pas négligeable puisque c'est lui qui enregistre les mouvements du corps et nous permet ainsi de garder l'équilibre.

Il comprend trois canaux en forme d'anneaux, orientés selon trois plans différents et qui sont remplis d'un liquide qui se déplace en fonction des mouvements de notre corps.

À l'instant où ce liquide traverse les canaux tapissés de nombreuses fibres, ces dernières réagissent en envoyant au cerveau des micro-impulsions.

De là, le cerveau se charge de les décoder et aide ainsi le corps à garder son équilibre.

LE RÔLE FONDAMENTAL DE LA COCHLÉE

La cochlée assure la transmission des vibrations jusqu'aux cellules sensorielles grâce aux liquides lymphatiques, mais en plus, elle garantit la traduction des signaux sous forme de messages véhiculés par le nerf, puis par les voies auditives sous forme de potentiels d'action.

Aujourd'hui, les médecins émettent l'hypothèse que des dysfonctionnements dans la cochlée peuvent déclencher des troubles de la surdité et certains types d'acouphènes.

Ces derniers appelés « acouphènes objectifs » sont généralement liés à un bruit réel et mesurable produit par une anomalie dans la région de l'oreille interne qui contient la cochlée.

Plus concrètement, il s'agirait de lésions au niveau des cellules ciliées de la cochlée qui perçoivent les vibrations sonores.

En ondulant sous l'effet des vibrations, les cils transmettent ainsi un signal erroné permanent au nerf auditif.

L'anomalie pourrait également se situer à l'intérieur de la synapse entre les cellules ciliées et les fibres nerveuses du nerf auditif.

LES ACOUPHÈNES : ORIGINES ET CAUSES

DÉFINITIONS

L'origine du terme français acouphène vient du grec : « akouein », entendre et « phaïnein », paraître. Cette définition équivaut au « tinnitus » anglo-saxon d'origine latine (de « tinnire », sonner, tinter).

Le **Petit Larousse** définit l'acouphène en ces termes : Sensation auditive (bourdonnement, sifflement, etc.) perçue en l'absence de tout stimulus extérieur.

L'acouphène est donc une perception sonore ressentie au niveau du cortex auditif. C'est en fait la résultante d'une activité aberrante produite en un ou plusieurs endroits sur les voies auditives, qui est interprétée de façon erronée comme une source sonore, par les centres supérieurs.

Ce nouveau signal est pour la personne qui l'entend très désagréable voire même inquiétant. Elle se pose généralement des questions sur son état de santé et de fait, ses craintes renforcent la détection et la perception de l'acouphène.

Au lieu de disparaître, comme ce serait le cas pour un stimulus insignifiant, l'acouphène va au contraire être entretenu.

Enfin, on distingue deux catégories d'acouphènes :
Les acouphènes objectifs et les acouphènes subjectifs.

Les acouphènes objectifs sont les plus rares mais aussi ceux dont l'origine est facilement identifiable. Ce sont en effet des sons pulsatiles produits par l'organisme et perceptibles par un auditeur extérieur.

Les perceptions « sonores » entendues ont une origine réelle et bien localisée. La cause peut être soit vasculaire, soit musculaire.

Néanmoins, dans la plupart des cas, seuls ceux qui en souffrent peuvent entendre les acouphènes (90 % des acouphènes sont d'origine subjective).

Il s'agit alors d'acouphènes subjectifs que la science et la médecine ont, de ce fait, beaucoup plus de difficulté à expliquer et donc à soigner.

Pour certains médecins, ces manifestations sonores « subjectives » n'entrent pas dans le cadre strict de la définition des acouphènes puisqu'elles ne sont pas exclusivement perceptibles par le patient.

QUELQUES CHIFFRES

Actuellement on recense en France près de 6 millions de personnes qui souffrent d'acouphènes et, chaque année, 200 000 nouveaux cas apparaissent.

Il n'existe que très peu d'études donnant des chiffres précis sur la prévalence de ce symptôme mais nous savons que 10 % des adultes ont occasionnellement des acouphènes qui perdurent plus de 5 minutes, 5 % ressentent une gêne moyenne ou sévère et 5 % des troubles du sommeil.

Ainsi, ils sont 7 % à consulter leur médecin pour les acouphènes contre 2,4 % de consultation à l'hôpital. En France, 250 000 personnes consultent inlassablement leur médecin.

Concernant la population enfantine, on compte environ 3 % des enfants qui se plaignent des acouphènes.

Chez ces derniers, la cause est facilement décelable (otites, méningites, surdités congénitales...), ce qui n'est pas le cas chez la personne âgée.

Si les adultes vieillissants sont davantage touchés, on constate néanmoins une augmentation significative du nombre de jeunes adultes, phénomène vraisemblablement dû à une exposition croissante de cette population aux bruits intenses : baladeurs, concerts, discothèques, etc.

Bien que beaucoup de personnes atteintes d'acouphènes aient souvent le sentiment que rien ne se fait autour de ce symptôme, en fait, les recherches dans ce domaine se développent dans plusieurs pays. Leurs résultats font l'objet d'un congrès mondial qui se tient tous les 2 ans.

Les chercheurs portent leurs travaux sur l'humain mais également chez l'animal. En 1988, le Dr Jastreboff a développé un modèle comportemental d'acouphène chez l'animal mettant en perspective des points de comparaison avec l'humain.

Enfin, l'association *France Acouphènes* fut créée en 1992 par des patients et par leurs familles pour se faire connaître et faire reconnaître les acouphènes auprès des pouvoirs publics et des chercheurs.

Elle vient en aide aux patients grâce à un réseau national d'écoute et d'informations et par l'organisation des réunions au plan local et régional. Elle dispose d'une revue et participe à des congrès internationaux.

LES PERSONNES À RISQUE

Les acouphènes touchent plus souvent les personnes âgées de plus de 60 ans et s'accompagnent parfois d'une légère perte auditive.

Ils peuvent apparaître en cas de pathologie du système auditif ou encore accidentellement à la suite d'un traumatisme sonore.

Chez les adultes de moins de 40 ans, ils sont essentiellement dus à des fortes expositions sonores pendant des concerts, des soirées ou encore par l'utilisation intensive des baladeurs MP3.

Certains sont aussi particulièrement exposés parce qu'ils naviguent dans des univers professionnels bruyants (ouvriers du bâtiment, mécaniciens automobiles, etc.).

C'est ce que révèle une étude réalisée en Grande Bretagne sur un échantillon de 20 000 adultes travaillant pour un métier où les bruits sont élevés. Les risques de développer un acouphène augmenteraient proportionnellement.

Plus récemment, on observe que les jeunes seraient de plus en plus concernés, phénomène que les experts expliquent par le fait qu'ils sont de plus en plus exposés à un volume de son élevé.

En 1992, une enquête française a montré que 26 % des jeunes de 18 ans présentaient une perte sensible d'audition à la fréquence 4 000 Hertz.

Un adolescent qui écoute une musique trop forte sur son baladeur durant trois heures, qui passe une heure sur un jeu vidéo et qui, le reste du temps, s'adonne à ses activités régulières : aller à l'école, regarder la télévision, dormir, etc., est exposé à une moyenne de 86 dB durant sa journée.

Ces chiffres alarmistes sont aussi la conséquence de nouveaux modes de vie. Nous évoluons dans un environnement bruyant, qui met notre audition en péril.

Et si nous pensons systématiquement à protéger notre peau et nos yeux du soleil, nous n'avons pas encore acquis ce réflexe pour préserver nos oreilles…

LES MÉCANISMES RESPONSABLES

Les médecins et les scientifiques classent généralement les acouphènes en fonction de leur manifestation ou encore en fonction de leur origine et cause.

La première classification (manifestation) oppose acouphènes objectifs et acouphènes subjectifs. Les premiers, plus rares, sont facilement reconnaissables puisqu'il s'agit de sons pulsatiles produits par l'organisme, et perceptibles par un auditeur externe.

La cause peut être musculaire et dans ce cas ils sont décrits comme un claquement ou un click bref. ils correspondent à la contraction phasique involontaire de certains muscles de l'oreille moyenne ou du voile du palais.

La cause peut être aussi vasculaire dans le sens où ils sont souvent perçus comme synchronisés avec la pulsation artérielle.

Apparentés à un bruit de haute fréquence, ils proviendraient d'anomalies dans le système artériel de la tête ou du cou ou dans le système veineux de la base du cerveau.

Dans ce cas, le patient subira des tests audiologiques, un examen ORL ainsi que des examens radiologiques nécessaires.

En ce qui concerne la deuxième classification (origine et cause), il s'agit des pathologies responsables des acouphènes ou qui lui sont associées.

Voici différentes causes possibles :

- Traumatisme auditif (cause la plus fréquente),
- Barotraumatisme de l'oreille interne (accident de plongée),
- Neurinome,
- Maladie de Ménière,
- Maladie de Paget,
- Perte auditive,
- Surdité brusque,
- Traumatisme crânien,
- Problèmes dentaires,

- Médicaments et drogues,
- Problèmes cervicaux et mandibulaires,
- Otosclérose,
- Hypertension,
- Spasmophilie,
- Anémie,
- Fatigue généralisée,
- Infections chroniques (otites),
- Bouchon de cérumen,
- Problèmes d'orthoptie.
- Diabète,
- Cholestérol,
- Stress, état anxieux, dépression,
- Des facteurs liés à une mauvaise alimentation et à une mauvaise hygiène de vie en général. Etc...

Nous avons vu que les personnes âgées sont les plus concernées par les acouphènes, tout simplement, parce qu'avec les années l'oreille vieillit. Dans 80 % des cas, certaines d'entre elles peuvent les supporter.

Pour les autres, vivre avec des acouphènes est un véritable enfer et bien souvent leur quotidien est fortement perturbé.

Toutefois, tout le monde est concerné puisque les acouphènes peuvent résulter d'un traumatisme ou avoir une origine pathologique

Les causes ci-après pourraient vous aider à trouver l'origine.

LES CAUSES PHYSIOPATHOLOGIQUES

Les acouphènes peuvent être causés par un dysfonctionnement se situant en n'importe quel point du système auditif, depuis l'oreille externe jusqu'au cortex auditif.

L'hypothèse communément admise est qu'il existe en un endroit particulier des voies auditives une décharge électrique synchrone de différentes fibres à l'origine des acouphènes subjectifs.

En effet, sans stimulation extérieure, les fibres auditives se déchargent continuellement, mais de manière totalement aléatoire, ce que le cerveau n'interprète pas comme un son.

Toutefois lors d'une stimulation sonore, les fibres se déchargent en même temps et « renseignent » le cerveau, grâce aux relais centraux, de l'apparition d'un son.

Ainsi, toute pathologie renforçant la synchronisation pourrait être à l'origine des acouphènes.

• L'ALTÉRATION DU SYSTÈME DE TRANSMISSION

Nous l'avons vu, l'oreille moyenne et l'oreille externe transmettent l'influx sonore jusqu'à l'oreille interne.

Cette partie fragile de l'oreille est susceptible d'être atteinte par différents processus pathologiques se manifestant en outre par des acouphènes.

Il peut s'agit de la suppression du masquage physiologique lors des surdités de transmission, de l'inflammation de la trompe d'Eustache, d'une pathologie musculo-ligamentaire ou encore d'une pathologie inflammatoire de l'oreille interne.

• L'ATTEINTE DU SYSTÈME ENDOLYMPHATIQUE

Les liquides de l'oreille interne contribuent à son bon fonctionnement. Ils transmettent par effet mécanique l'onde sonore tout au long de la cochlée et surtout de par leurs concentrations en électrolytes concourent à l'apparition de potentiels d'action au niveau des cellules ciliées.

Aujourd'hui, les études montrent que des dysfonctionnements à ce niveau de la cochlée peuvent provoquer des modifications de l'ouïe et des acouphènes.

Il peut s'agir d'un dérèglement électrolytique (sodium, potassium, calcium) au niveau de l'endolymphe ou de l'augmentation de la pression intra labyrinthique entraînant l'ouverture des canaux ioniques sur la membrane de Reissner.

La fuite de courant provoquerait ainsi un signal sonore perçu comme un acouphène.

• L'ATTEINTE DE LA MICROMÉCANIQUE COCHLÉAIRE

L'hypothèse repose sur l'existence d'un couplage entre la membrane tectoriale et les stéréocils des cellules ciliées.

En temps normal, le couplage augmente la sélectivité et la sensibilité des cellules cochléaires. Mais en cas de surcharge sonore, les stéréocils « libérés » de la membrane tectoriale par effet mécanique pourraient se mobiliser spontanément et générer un bruit de 35 dB environ.

• La toxicité du glutamate

Principal neuromédiateur excitateur du système nerveux, le glutamate pourrait jouer un rôle prépondérant dans la survenue d'altérations des synapses du système auditif.

Et pour cause puisqu'il est directement impliqué dans de nombreuses fonctions : la vision, le goût, et notamment l'audition. On le retrouve dans toute la cochlée et tout le long du nerf auditif.

Aussi, il est présent à la base des cellules ciliées internes et agit sur deux types de récepteurs synaptiques : le récepteur NMDA (N-Methyl-D-Aspartame) activé seulement par les fortes intensités et non-NMDA sur lequel le glutamate agit de manière prépondérante.

Les récepteurs sont couplés à un canal sodium qu'ils ouvrent en présence de glutamate. Ce neurotransmetteur présente toutefois l'inconvénient d'être toxique pour les neurones lorsqu'il est libéré en trop grande quantité suite à des traumatismes sonores ou en cas de presbyacousie.

Les acouphènes dus à la maladie

L'oreille est un organe fragile et toute agression externe peut être susceptible d'engendrer des acouphènes. C'est pourquoi les maladies chroniques peuvent intervenir dans la survenue de tels symptômes.

Ainsi, l'apparition d'acouphènes peut être secondaire à une pathologie de l'oreille externe, moyenne ou interne.

Ces maladies sont très variées et leur recherche n'est pas sans intérêt pour les déceler si elles sont responsables de l'acouphène.

• LES OTITES

L'otite externe est fréquente chez les enfants, souvent contractée à la piscine mais ne cause que très rarement des acouphènes chez les personnes âgées.

Elle se manifeste de manière bilatérale par une inflammation, des démangeaisons, de la fièvre et une obstruction du conduit auditif externe avec perte plus ou moins importante de l'audition.

Parallèlement, la vasodilatation qui en résulte augmente l'effet des acouphènes dits « objectifs ».

Elle peut être d'origine bactérienne, mycosique ou secondaire à la présence d'un corps étranger (cause fréquente chez les enfants).

L'otite séreuse se manifeste par une inflammation de l'oreille moyenne avec présence de liquide sans infection clinique.

L'obstruction de la trompe d'Eustache est à l'origine de la maladie et entraîne une inflammation dont l'évolution est spontanée et s'éteint généralement en quelques semaines.

Néanmoins, des séquelles peuvent survenir suite à l'otite, et toucher l'oreille interne. Il peut s'agir de vertiges ou d'acouphènes.

L'otite moyenne aiguë est due, elle aussi, à un dysfonctionnement de la trompe d'Eustache, avec apparition d'une inflammation, de pus et d'infection.

Même si elle ne donne pas aussi souvent de symptômes acouphéniques, une récidive suite à une otite mal traitée peut entraîner un risque de destruction progressive du tympan, des osselets et de l'oreille interne entraînant acouphènes et vertiges.

• Les bouchons de cérumen

On désigne sous le nom de cérumen l'ensemble des sécrétions du conduit auditif externe. Il s'agit d'une substance onctueuse, jaunâtre, de consistance molle et d'aspect cireux, non soluble dans l'eau.

Le cérumen a essentiellement un rôle de protection : Il protège la peau du conduit auditif et du tympan, il fixe les impuretés et limite les infections et le développement viral et bactérien.

Il se peut que le cérumen n'ait plus son activité naturelle au sein du conduit, qu'il ne se renouvelle plus naturellement et provoque donc des bouchons de cérumen.

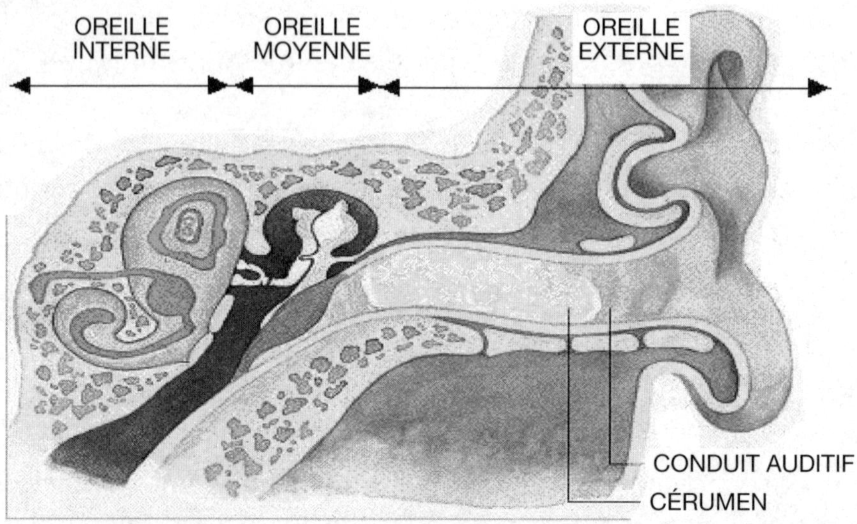

Il peut alors générer une baisse auditive ainsi que les acouphènes. La disparition de ces derniers liés au bouchon de cérumen va dépendre dans la majorité des cas de la manière dont le bouchon sera extrait.

La meilleure façon de supprimer les bouchons est de consulter un médecin compétent mais dans tous les cas il s'agit de respecter certaines règles :

- Ne pas utiliser des bâtonnets ouatés (coton-tige) pour nettoyer le conduit auditif. Ces bâtonnets ouatés peuvent repousser le cérumen et l'accumuler près du tympan, entraînant de ce fait des douleurs,
- Ne pas faire de lavage sur une oreille malade (otite),
- Ne pas faire un lavage sans être sûr de la présence de bouchon de cérumen,
- Éviter de retirer un bouchon solidement enchâssé,
- Éviter de nettoyer l'oreille à l'aide d'objets coupant tels épingles à nourrice, cure-dents, aiguilles à tricoter.

• L'OTOSPONGIOSE

Il s'agit d'une maladie héréditaire de la capsule labyrinthique. Elle se caractérise par un remaniement osseux, avec extension de la paroi interne de la caisse du tympan, entraînant le blocage de la platine de l'étrier et la libération d'enzymes dans les liquides labyrinthiques.

En d'autres termes, cette maladie est à l'origine d'une destruction progressive des cellules ciliées, composants fondamentaux de la cochlée.

Elle débute entre 20 et 30 ans mais peut apparaître dès l'adolescence. La femme est généralement plus touchée que l'homme.

Cliniquement, le patient atteint par cette maladie se plaint de surdité. L'otospongiose est d'abord unilatérale puis bilatérale associée à des acouphènes et parfois à des vertiges. À l'examen, les tympans sont normaux. Seule l'audiométrie permet de préciser la maladie.

En l'absence de traitement, la surdité s'aggrave de façon lente, progressive, avec des crises. De transmission pure, la surdité devient mixte par atteinte de la conduction osseuse et les acouphènes persistent.

• Le neurinome de l'acoustique

Il s'agit d'une tumeur dans l'oreille qui se situe le plus souvent près du nerf auditif. L'acouphène apparaît le plus souvent d'un côté plus fort que de l'autre. Il s'agit d'une surdité unilatérale ou bilatérale avec forte prédominance d'un côté.

La croissance de la tumeur est très lente et se confirme suite aux plaintes de perte progressive et unilatérale de l'audition. Si il n'est pas détecté suffisamment tôt, le neurinome peut aussi toucher le nerf facial et provoquer une paralysie faciale.

Les symptômes de cette maladie sont généralement :

- Des vertiges,
- Une baisse de l'audition,
- Des acouphènes aigus et unilatéraux,
- Une réduction du réflexe cornéen,
- Des céphalées.

La disparition du neurinome n'étant pas spontanée, le recours à une ablation chirurgicale est souvent nécessaire même si dans certains cas elle aboutit à la surdité totale du côté opéré.

• La maladie de Ménière

La maladie (ou syndrome) de Ménière prend la forme d'épisodes imprévisibles et récurrents de vertiges, accompagnés d'acouphènes et d'une baisse de l'audition.

Il s'agit d'une maladie chronique de l'oreille interne. Très souvent, une seule oreille est atteinte.

On la définit généralement par l'association de quatre symptômes survenant simultanément ou non :

- Des bourdonnements ou des sifflements de tonalité grave,
- Des crises de vertiges,
- Une surdité fluctuante, des fréquences graves s'installant progressivement,
- Une sensation de plénitude auriculaire.

Le nom d'un médecin français, le Dr Prosper Ménière, lui a été donné puisqu'il fut le premier à la décrire en 1861.

La médecine classique réussit à traiter la grande majorité des personnes atteintes de la maladie de Ménière. Cela dit, elle ne dispose pas encore d'un remède simple et efficace pour tous.

On ne connaît pas encore de facteurs de risque liés à cette maladie, mais il semble que les éléments suivants puissent déclencher des crises de vertige chez les personnes atteintes de la maladie de Ménière :

- Une période de stress émotionnel élevé,
- Une grande fatigue,
- Des changements de pression barométriques (montagne, avion, etc.),
- La prise de certains aliments, en particulier ceux qui sont très salés ou qui contiennent de la caféine.

Aussi, la surdité peut s'installer et s'aggraver avec le temps. La perte de l'audition touche petit à petit l'ensemble de l'appareil auditif, tant sur les fréquences graves que sur les fréquences aiguës.

À cela, il faut ajouter une intolérance paradoxale aux bruits de la vie quotidienne (hyperacousie), qui rend incompréhensible la parole humaine, par distorsions auditives des sons perçus.

Cette maladie se manifeste en général chez les personnes âgées entre 30 ans à 50 ans. Elle affecte également les hommes et les femmes.

• La maladie de Paget

La maladie de Paget se caractérise par une augmentation de volume (hypertrophie osseuse) et une déformation de certaines pièces osseuses du squelette humain. Parallèlement les os à proximité des os déformés sont quant à eux indemnes.

Parmi les symptômes de la maladie, on trouve des douleurs osseuses ou articulaires, des déformations du crâne, du tibia, des troubles vasomoteurs et notamment des acouphènes.

En général, au début, le patient se plaint de douleurs osseuses de type mécaniques comme dans l'arthrose : lombalgie, boiterie de la hanche, douleurs de membres.

Une surdité progressive est souvent observée (atteinte du rocher osseux et compression du nerf auditif) et l'audiogramme est perturbé.

Des complications nerveuses peuvent apparaître, notamment sous forme de phénomènes compressifs vasculaires ou nerveux. La surdité bilatérale apparaît lorsque l'os du rocher est atteint.

LES CAUSES GÉNÉRALES

Nous l'avons vu, l'oreille est un organe fragile. Toute agression externe peut être susceptible d'engendrer des acouphènes.

C'est pourquoi les maladies chroniques peuvent intervenir dans la survenue de tels symptômes.

Voici les maladies les plus fréquentes :

• L'HYPERTENSION ARTÉRIELLE

Elle touche 8 millions de français et serait responsable d'un peu moins de 8 millions de décès par an dans le monde. Et comme les acouphènes, elle se déclare généralement dans la seconde moitié de la vie.

Elle correspond à la force exercée par le sang contre les parois des artères. Lorsqu'elle est trop importante, les artères vieillissent plus vite et le cœur, plus sollicité, se fatigue.

Pour la majorité des patients, plusieurs facteurs se conjuguent mutuellement pour produire cette hypertension.

Les facteurs déclenchant sont multiples. Il y a ceux qui sont maîtrisables comme l'obésité, une alimentation mal équilibrée, une consommation excessive de sel et d'alcool, la sédentarité et le stress. D'autres facteurs ne sont pas contrôlables comme l'hérédité et l'âge.

En cas d'hypertension sévère, se manifestent parfois des symptômes comme des maux de tête, des troubles de la vue, une certaine fatigue ou des acouphènes (tintement dans les oreilles).

Mais ce sont là autant de manifestations qui peuvent tout aussi bien avoir une autre origine. Sans thérapie sérieuse et ciblée, l'hypertension artérielle peut entraîner à terme, des dégâts plus ou moins graves.

• L'ANÉMIE

Il s'agit d'une maladie des globules rouges qui se caractérise, soit par une diminution de leur nombre, soit par la diminution de la quantité d'hémoglobines (Hb) contenue dans le sang.

L'hémoglobine est une protéine qui contient du fer et que l'on trouve dans les globules rouges. Elle est chargée de lier et de transporter l'oxygène en provenance des poumons.

L'anémie peut rester silencieuse et n'être découverte qu'au hasard d'une prise de sang. Cependant, elle donne lieu à des symptômes très divers :

- Avant tout une sensation de faiblesse et de fatigue généralisée,
- Des vertiges,
- L'impression qu'on va perdre connaissance à tout moment,
- Des palpitations cardiaques,
- Une transpiration anormale,

- Des maux de tête,
- Des acouphènes.

• Le diabète

Plusieurs études indiquent que les personnes diabétiques ont un plus grand risque de devenir malentendant, mais la nature de la relation entre le diabète et la déficience auditive n'est pas encore définie.

En fait, les chercheurs ne savent pas quelle est la cause précise de la déficience auditive chez les personnes diabétiques, mais ils pensent que cela pourrait être dû à une dégénération des vaisseaux sanguins dans l'oreille qui connecte l'oreille au cerveau.

Dès lors, ces dysfonctionnements métaboliques comme le diabète peuvent provoquer des acouphènes.

L'agressivité du sucre et de ses produits de dégradation sur les cellules rénales et visuelles sont mises en doute. Les cellules de la cochlée pourraient aussi être touchées.

• Le cholestérol

Il a un effet sur les vaisseaux sanguins et provoque un déséquilibre de l'alimentation en oxygène des cellules du système auditif.

Certaines de ces cellules vont mourir et le système auditif va s'en trouver débalancé. Pour compenser, il risque de produire un son qui peut s'installer de façon permanente même si on a réglé le problème de santé qui en est responsable.

Il s'agit alors d'un cas d'acouphène, mais ce ne sont pas toutes les personnes qui en seront affectées.

• LES PROBLÈMES DENTAIRES

Un problème de prothèses mal conçues ou trop âgées peuvent produire un déséquilibre musculaire, articulaire, nerveux ou osseux au niveau de la tête et du cou.

Si le contact des dents du haut avec celle du bas est incomplet ou se produit au mauvais moment (à la fermeture de la bouche), il en résulte un mauvais positionnement du joint de la mâchoire (articulation temporo-mandibulaire).

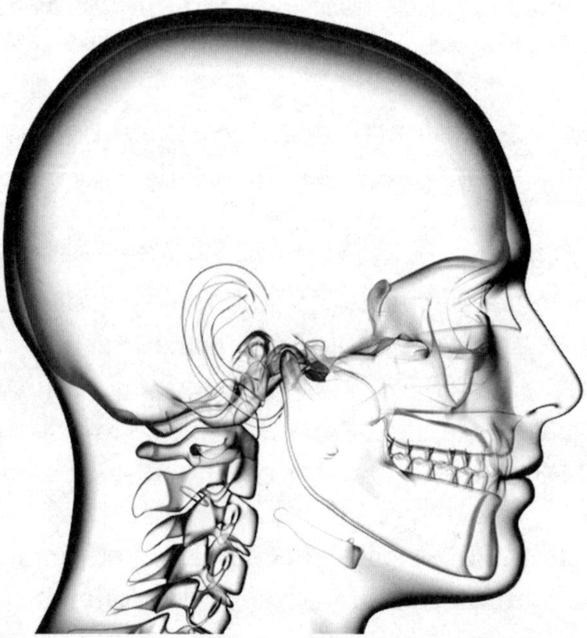

L'augmentation du tonus des muscles de la mâchoire provoque un déplacement du disque articulaire (entre l'os temporal et le condyle) et va générer des céphalées au niveau des tempes mais aussi une perte d'acuité auditive accompagnée d'acouphènes.

L'EXPOSITION EXCESSIVE AU BRUIT

Dix pour cent de la population souffrent de problèmes auditifs, soit plus de 6 millions de personnes. Or, de plus en plus d'entre elles doivent leur malheur au bruit, et plus précisément aux sources sonores créées par l'homme.

Le bruit peut se définir comme une sensation auditive désagréable et gênante. Trois éléments le définissent : **le niveau sonore, la fréquence et la durée.** Selon certains médecins, le bruit serait à l'origine de 80 % des acouphènes !

Capté par le pavillon, le bruit est transmis aux liquides de l'oreille interne. Là, les cellules sensorielles, qui « réceptionnent » le bruit avant de le transmettre au cerveau, existent en nombre restreint et ne se renouvellent pas.

Lorsque la quantité d'énergie transmise à l'oreille interne est excessive (chocs sonores), des lésions de ses cellules ciliées apparaissent.

« *Elles peuvent être fragilisées ou détruites, c'est la surdité. En outre, lorsqu'elles sont trop stimulées, leur neurotransmetteur, le glutamate, est alors libéré en excès, ce qui suractive le nerf auditif et peut détruire les neurones liés au système auditif* » précise Patrice Tran Ba Huy, chercheur et chef de service ORL de l'hôpital Lariboisière de Paris.

À la suite d'une exposition à un bruit traumatisant, la personne peut se plaindre d'une sensation d'oreille bouchée associée à des acouphènes, avec parfois des douleurs d'oreilles intenses.

Si l'exposition est unique, ces sensations s'estomperont rapidement. Si elle est répétée, elles risquent de devenir permanentes.

Elle provoque l'augmentation brutale de la pression dans l'oreille externe, sur le tympan et la chaîne des osselets. Le tympan est rompu, la chaîne des osselets cassée.

La victime se plaint tout d'abord d'avoir perçu un bruit suraigu, une douleur intense de l'oreille puis ces signes sont remplacés par une baisse de l'audition associée à des acouphènes.

Selon Sylviane Chéry-Croze, ex-directrice de recherche du CNRS et présidente d'honneur de l'association France-Acouphènes, « *à la suite d'un choc sonore, la perte auditive périphérique s'accompagne de l'apparition d'un message nerveux aberrant, qui circule dans les voies auditives jusqu'au cerveau, donnant lieu à cette perception. Selon les recherches actuelles, il pourrait être généré soit à la périphérie de l'oreille, soit au niveau du cortex auditif* ».

En effet, la perte auditive s'accompagne d'une réorganisation des neurones, qui se partageaient jusqu'ici les fréquences de manière équilibrée.

La redistribution des fréquences pourrait provoquer un déséquilibre qui expliquerait l'apparition du signal.

Ces mêmes changements seraient également responsables de l'hyperacousie, pathologie souvent présente en même temps que l'acouphène.

Ce trouble auditif, de plus en plus fréquent chez les jeunes, consiste en une intolérance à des bruits normaux ou faibles habituellement bien supportés.

• L'HYPERACOUSIE

Génératrice d'acouphènes, l'hyperacousie correspond à un effondrement de la tolérance de l'oreille à des sons de l'environnement présentant une intensité normale. Cette hypersensibilité auditive est présente chez 40 % des patients acouphéniques.

Beaucoup de victimes de l'hyperacousie décrivent ainsi des sensations de douleur ou de plénitude de l'oreille.

Dans les cas extrêmes, l'hypersensibilité auditive devient une véritable phobie des stimulations sonores, le patient passant son temps à développer des stratégies pour les éviter.

Elle représente alors un véritable handicap avec lequel il devient impossible de poursuivre une vie normale.

• LES TRAUMATISMES

Parallèlement aux traumatismes sonores, on peut citer aussi les traumatismes psychologiques comme origine des acouphènes.

En effet, des crises d'acouphènes peuvent se manifester à la suite d'un choc psychologique et émotionnel (difficultés familiales, conjugales, professionnelles, etc.) ou encore à la suite d'un événement marquant (attente d'un enfant, deuil, etc.) pouvant occasionner un stress aigu ou chronique.

L'événement stressant peut provoquer des lésions au niveau des cellules de l'audition ou des dysfonctionnements physiologiques entraînant des acouphènes.

Enfin, les accidents violents de la route peuvent aussi provoquer des symptômes acouphéniques, notamment en cas de fracture du rocher (traumatisme crânien).

• L'USAGE DE CERTAINS MÉDICAMENTS

La prise de médicament n'est jamais sans risque pour celui qui le prend. Elle doit toujours s'accompagner d'une connaissance précise de ses effets indésirables. D'autant plus, que certains de ces médicaments sont d'origine assez courante.

À titre d'exemple, certains antibiotiques, des anti-inflammatoires, des anticancéreux, des diurétiques ou encore la quinine peuvent provoquer des effets secondaires dont les acouphènes et les vertiges.

Dans la plupart des cas, on parle de médicaments « ototoxiques » c'est-à-dire des produits pharmaceutiques qui ont l'inconvénient de pouvoir léser les structures de l'oreille interne (atteinte cochléaire ou vestibulaire) ou du nerf auditif.

Ces médicaments peuvent être classés en deux groupes :

D'une part, on trouve les médicaments qui, administrés à dose normale, en surplus ou sur une trop longue période, peuvent perturber le fonctionnement de l'oreille. Généralement, l'effet est temporaire et souvent de faible incidence.

D'autre part, on trouve tous les médicaments dont l'incidence toxique sur l'oreille interne est potentiellement irréversible.

Plus de 130 médicaments et produits chimiques ont été répertoriés comme étant ototoxiques. Ils sont à l'origine de plusieurs types de symptômes qui sont par ordre de fréquence :

- Des acouphènes,
- Une hyperacousie avec surdité de perception (ou aggravation d'une atteinte auditive préexistante),
- Des vertiges : troubles de l'équilibre, sensation ébrieuse aggravée par l'obscurité.

La liste suivante répertorie les médicaments les plus fréquemment incriminés dans l'ototoxité. Cette liste n'est pas exhaustive mais elle permet déjà d'identifier les médicaments les plus courants.

• LES ANTIBIOTIQUES

Trois types d'antibiotiques sont en cause :
les aminoglycosides, l'erythromycine et le vancomycine.

Concernant les aminoglycosides (streptomycine, néomycine, gentamycine, kanamycine, amikacine, sisomycine, tobramycine, netilmycine, dihydrostreptomycine), ils sont tous potentiellement ototoxiques.

Cet effet peut survenir après administration parentérale (intraveineuse ou intramusculaire), orale, locale ou par aérosols.

Ces antibiotiques sont généralement responsables d'une surdité bilatérale, symétrique et définitive.

C'est lorsqu'ils sont administrés à très haute dose, par voie intraveineuse, en traitement prolongé qu'ils s'avèrent le plus ototoxiques.

Concernant l'érythromycine, il peut induire une perte d'audition bilatérale, habituellement réversible, fréquemment associée à des acouphènes.

Cet antibiotique est ototoxique quand il est administré par voie intraveineuse à de fortes doses particulièrement en cas d'insuffisance rénale.

Enfin, le vancomycine est lui aussi ototoxique à forte dose et responsable d'une perte auditive généralement irréversible.

Il a les mêmes indications que les aminoglycosides auxquels il est souvent associé pour traiter les infections graves, ce qui renforce le risque d'ototoxité.

• Les salicylés et autres anti-inflammatoires non stéroïdiens

Il s'agit de l'acide acétylsalicylique (aspirine), du diclofenac, de l'ibuprofène, de l'indomethacine, du ketoprofène, du naproxène, du piroxicam et du phenylbutazone.

Ils ont des effets ototoxiques quand ils sont pris à des doses importantes et dans le cas d'un traitement au long cours. L'atteinte est presque toujours réversible dans les jours suivant l'arrêt du traitement.

Une surveillance de la concentration sanguine en salicylés est recommandée dans le cas de traitement à fortes doses et au long cours chez les patients à risque.

• Les diurétiques

Ils sont traditionnellement utilisés pour combattre l'hypertension artérielle, les œdèmes rénaux, cérébraux et hépatiques, ainsi que l'insuffisance cardiaque.

Leur mécanisme d'action est principalement orienté vers les

reins : ils inhibent la réabsorption rénale de sodium, de potassium et de chlore et augmentent leur élimination urinaire.

De même, ils agissent de manière identique au niveau de la strie vasculaire, et induisent une ototoxicité.

Le principal diurétique utilisé est le furosémide. Une perfusion de ce dernier à 25 mg par minute induit des baisses d'acuité auditives chez 65 % des patients.

Dans la majorité des cas, la prise du furosémide par voie orale ne provoque que très rarement des effets ototoxiques, même chez les sujets insuffisants rénaux.

• LES MÉDICAMENTS ANTICANCÉREUX

Cisplatine, vincristine, moutardes azotées, vinblastine, carboplatine, bleomycine, ont été décrits comme ototoxiques.

Le cisplatine est le produit antinéoplasique le plus ototoxique. La surdité est irréversible et s'accompagne d'acouphènes transitoires ou permanents. Pour les autres produits, des cas isolés d'acouphènes et de baisse d'audition ont été rapportés.

L'effet ototoxique de ces médicaments peut être diminué en surveillant le taux sanguin des molécules et en réalisant des audiogrammes réguliers.

Il est potentialisé lorsque d'autres médicaments ototoxiques sont associés, comme les antibiotiques aminoglycosides, les diurétiques ou d'autres traitements.

• Les antipaludéens

La quinine et la chloroquine sont ototoxiques. Ces médicaments sont utilisés dans le traitement du paludisme et peuvent induire transitoirement des acouphènes (fréquents à faible dose), des vertiges ou/et une perte auditive

Un traitement prolongé à haute dose peut être responsable d'une surdité définitive. Parmi les autres antipaludéens (hexaquine, longacor, serecor, quinimax), peuvent aussi provoquer des acouphènes ainsi qu'une perte auditive.

• Les gouttes auriculaires

Elles peuvent contenir des aminosides (gentamycine, neomycine), des anti-inflammatoires ou des antiseptiques toxiques pour l'oreille, d'où leur contre-indication en cas de perforation du tympan.

Il est bon de rappeler que les gouttes auriculaires ne doivent être administrées que sur prescription médicale et en aucun cas en automédication.

Voici les gouttes pouvant entraîner des acouphènes, des troubles de l'audition et des vertiges et qui ne doivent en aucun cas être administrées en cas de lésions du tympan : antibiosynalar, colicort, panotile, polydexa, corticetine.

• Médicaments divers

D'autres médicaments peuvent être ototoxiques mais beaucoup plus rarement. Des acouphènes ont été décrits avec certains antiarythmiques : lidocaïne, propranolol, metoprolol.

Parmi les anticonvulsivants, la carbamazépine peut être responsable d'acouphènes, l'acide valproïque peut causer des pertes d'audition.

Enfin, acouphènes et surdité ont été rapportés avec des médicaments antiulcéreux (cimetidine, famotidine, omeprazole) ainsi qu'avec certains contraceptifs oraux et certains opiacés (morphine).

Parmi les psychotropes, les antidépresseurs tricycliques peuvent aussi induire des acouphènes. Dans plusieurs cas, la persistance d'acouphènes après l'arrêt d'un traitement prolongé au diazepam (anxiolytique) a été décrite.

• AUTRES TOXIQUES AURICULAIRES

D'autres toxiques non médicamenteux peuvent également engendrer des acouphènes s'ils sont ingérés en trop grande quantité.

L'arsenic, certains métaux comme par exemple le plomb encore présent dans les peintures anciennes, le mercure aujourd'hui retiré des thermomètres mais toujours présent dans certains amalgames dentaires.

Parmi les gaz, le monoxyde de carbone, inodore et à l'origine d'accidents mortels, peut provoquer une anoxie cellulaire par compétition très défavorable avec l'oxygène au niveau de son site de fixation sur l'hémoglobine.

Enfin, les produits de la vie courante tels que le tabac et l'alcool, augmentent la tension artérielle et, en plus d'une agression cardiaque, altèrent le système auditif.

• LE VIEILLISSEMENT

Nous l'avons vu, l'acouphène peut survenir à n'importe quel âge, mais semble apparaître essentiellement dans la deuxième partie de la vie, après 60 ans.

En fait, le facteur prédicateur le plus important de l'acouphène est la perte auditive et c'est souvent en association avec le vieillissement que cette dernière est la plus répandue.

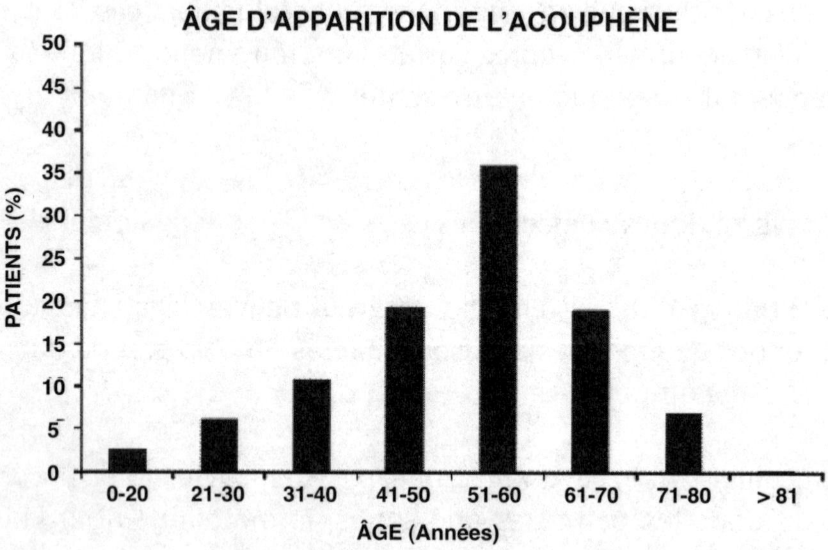

Plus l'oreille est âgée plus elle se détériore. Les cellules ciliées vieillissent et la qualité de perception se dégrade.

L'acouphène peut engendrer une détresse considérable chez les personnes âgées car il fluctue en intensité et peut parfois devenir insupportable.

L'incapacité à retrouver « le silence » et ce bruit incessant dans la tête ou les oreilles peut générer chez la personne âgée un état dépressif ou anxieux.

Dans ce contexte, l'acouphène est un problème à prendre très au sérieux et il a été identifié comme un des facteurs de risque de suicide chez les personnes âgées.

Enfin, il est important d'insister sur le fait que **l'usage abusif des baladeurs ainsi que la fréquentation de lieux dont les niveaux sonores ne sont pas respectés** sont à l'origine du développement d'un vieillissement précoce de l'audition.

C'est ainsi que d'après une étude récente réalisée à partir d'un échantillon national d'élèves de cinquième, on a pu constater chez 49 % des enfants testés l'existence d'une perte auditive sur les aigus qui, jusque-là ne s'observait qu'à la cinquantaine.

Force est de constater que les causes de l'acouphène peuvent être multiples, ses effets, nous le verrons le sont également.

C'est finalement tout l'organisme qui réagit à l'acouphène et c'est pour cette raison que le traitement de ce symptôme doit être pris en compte dans sa diversité.

COMMENT TRAITER LES ACOUPHÈNES ?

VÉRITABLE PROBLÈME de santé publique, les acouphènes perturbent le quotidien de millions de français et traduisent pour certains une vraie souffrance.

Souvent occultés par la médecine, rarement traités en première intention de manière efficace, les acouphènes demeurent et plongent souvent les patients dans l'angoisse.

Au plan scientifique, l'acouphène pose un défi particulier à la médecine classique puisqu'il est difficile à objectiver.

En ce sens, décrire l'acouphène est un peu comme tenter de décrire un mal de tête ou de dos : la personne qui en souffre est la seule à vraiment connaître l'ampleur de son mal et il n'existe pas de test clinique pour détecter la présence de l'acouphène.

Ainsi, pour le patient, mener l'enquête n'est pas aisé. Non content de subir des troubles de l'oreille, il souffre souvent de peu de considération qu'on lui porte.

Ni son mal, ni sa personne, ne sont pris au sérieux. Il ne parvient pas à trouver l'aide médicale d'autant plus nécessaire que les causes éventuelles sont très nombreuses.

Malgré la faible efficacité de la médecine officielle dans le traitement des acouphènes, il existe heureusement des praticiens impliqués et motivés ainsi que des thérapies pouvant aider les patients acouphéniques à ne pas subir le repli sur soi.

ENTENDRE LA PLAINTE DE L'ACOUPHÉNIQUE

L'étude clinique d'un patient souffrant d'acouphènes requiert de la part du médecin beaucoup de patience, de persévérance et un certain nombre de connaissances sur le sujet.

Nous verrons combien la prise en charge est complexe et requiert d'un minimum de psychologie.

D'après une enquête portant sur plus de six cents patients acouphéniques, 26 % de ces derniers témoignent d'une altération importante de leur qualité de vie avec des modifications notables du comportement : irritabilité, inquiétude, tension, stress, dégradation du sommeil, etc.

Dans ce contexte, il est important de comprendre la plainte de l'acouphénique en portant particulièrement attention aux diverses sphères de sa vie personnelle, sociale et professionnelle.

Les critères sont les suivants :

- Difficulté de concentration,

- Difficulté à se détendre,

- Augmentation du stress,

- Difficulté à tolérer le silence,
- Dégradation du sommeil,
- Irritabilité,
- Fatigue,
- Repli sur soi,
- Perte de la joie de vivre.

UN TROUBLE AUX NOMBREUSES FACETTES

Il est très difficile de donner une définition précise de l'acouphène car le ressenti est très subjectif. Chacun désignera ses propres images et ses représentations pour le décrire.

La gêne engendrée par la survenue des acouphènes dépend de ses caractéristiques (hauteur, intensité, régularité, etc.) mais aussi des facteurs spécifiques au patient acouphénique.

En effet, deux personnes percevant des acouphènes de même intensité, de même fréquence, et dont la baisse des performances auditives est identique, peuvent ressentir une gêne totalement différente, l'un ne supportant pas du tout les acouphènes, et l'autre n'y faisant pas du tout attention.

Lors de la venue d'acouphènes, il est possible de détecter deux phases successives : la première est la **détection** de l'acouphène, l'autre est la **perception** de l'acouphène.

Certains les perçoivent comme étant si légers que, pour les entendre, ils doivent se trouver dans un environnement calme, sans bruits de fond importants, comme le soir au moment d'aller dormir.

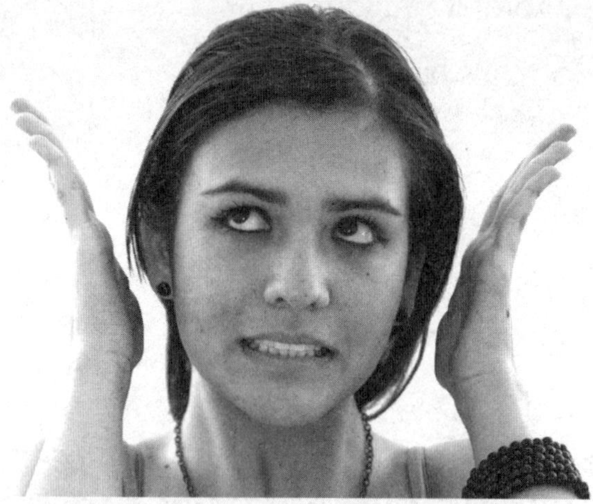

En revanche, pour d'autres, les acouphènes sont associés à un son d'une intensité extrême qui peut être entendu même en présence d'autres sons d'intensité égale. Ce qui importe, c'est la façon dont ils sont perçus par l'acouphénique.

Ces derniers décrivent ce qu'ils entendent de bien des façons différentes. **Voici les termes le plus souvent énoncés pour imager les acouphènes :**

- Son aigu,
- Tintement,
- Sifflement,
- Crissement,
- Sifflement de vapeur,
- Bruit de vent,
- Bruit de torrent,
- Son de cloches,
- Rugissement,
- Bourdonnement,

- Ronflement d'un transformateur,
- Bourdonnement d'un téléviseur,
- Gazouillis,
- Voies étouffées,
- Bruit de respiration,
- Pulsations.

UN MAL QUI ENGENDRE LE STRESS ET LA DÉTRESSE

Souffrir d'acouphène est très pesant dans la vie de tous les jours. Les témoignages suivants montrent à quel point ces bruits incessants perturbent le quotidien des patients. Un des principaux problèmes évoqués est l'agacement.

Ainsi, c'est le caractère obsédant des acouphènes qui est largement exprimé :

« *Les acouphènes c'est comme une cocotte-minute. Au début on les entend, puis ils arrivent à toute vapeur alors on les écoute et si on les écoute ils se font de plus en plus forts et on ne pense plus qu'à ça.* » (Laurent, 41 ans)

« *Parfois, mes acouphènes sont plus bruyants que d'habitude, mais j'essaie de ne pas y penser... Il n'y a que dans le silence qu'ils me gênent vraiment mais j'essaie de ne pas me fixer la-dessus sinon je sais qu'ils ne me lâcheront pas.* » (Olivier, 42 ans)

« *Les acouphènes m'ont rendu folle, c'est très déstabilisant d'entendre que d'une oreille, ça perturbe l'équilibre du corps.* » (Diane, 30 ans)

« *C'est un bruit obsédant, j'essaie de ne pas me focaliser dessus, je lutte.* » (Janine, 40 ans)

« *Depuis que je souffre d'acouphènes, j'entends jour et nuit des cigales ou un peu comme les soirs de printemps le sifflement des grenouilles... de façon plus ou moins intense... Durant je jour, si je suis occupé à faire quelque chose, je le remarque moins mais si tout est silencieux dans la maison ou la nuit dans mon lit, ça devient oppressant.* » (Marc, 70 ans)

Aussi, l'influence principale des acouphènes est d'induire un comportement de peur, perçu comme une menace :

« *Il y a quelques mois, j'ai commencé à entendre des acouphènes, c'était la panique, je me concentrais dessus, ça m'obsédait, je n'entendais plus que ça. Dès que j'étais dans une pièce silencieuse, c'était l'horreur et j'avais très peur...* » (Paul, 30 ans)

« *Quand mes acouphènes se sont installés, j'ai été pris d'une angoisse terrible : vont-ils disparaître ? Comment faire pour ne plus entendre ces sifflements ? Je me suis sentie profondément perdue.* » (Claire, 38 ans)

Ainsi, ces patients focalisent-ils toute leur attention sur l'acouphène et ne peuvent s'en détourner : la réponse conditionnée aux acouphènes induit la détresse et le stress, dus à la perte de ce qu'était avant « l'environnement stable » :

« *J'essaie de ne pas me focaliser dessus, de penser à autre chose, de faire des activités pour m'en détourner mais ça revient toujours et encore.* » (Luc, 27 ans)

« *Depuis que j'ai des acouphènes dans l'oreille gauche, dès que je bouge la tête ou à chaque pas j'ai un bruit sourd comme un coup et je sens mon pouls comme si j'avais une inflammation... Ce truc m'empêche de vivre et me bouffe le moral.* » (Juliette, 51 ans)

« *Cela fait trois mois que j'ai subi un traumatisme sonore et ma vie a complètement changé. Je ne mange plus, au travail j'ai du mal à me concentrer. Je n'ai plus goût de la vie, je suis complètement crevée.* » (Sandra, 35 ans)

« *L'acouphène c'est le truc aberrant par excellence, quand on n'en souffre pas on ne peut pas imaginer à quel point c'est agressant d'entendre des bruits intérieurs. À quel point, c'est beau le silence...* » (Yann, 23 ans)

UN MAL QUI INDUIT LE REPLI SUR SOI

Beaucoup de patients acouphéniques se plaignent du manque de crédibilité qu'ils ont envers leur famille, leurs proches et parfois même leur médecin.

« *Depuis quelque temps, à chaque fois que j'allume ma télé, j'entends un sifflement aigu et c'est agaçant... je ne pense pas que cela vienne de la télévision car je n'entends ce sifflement que d'une oreille et mon mari, lui, n'entend rien, il pense que je fabule alors c'est très dur de se sentir seule face à ça.* » (Laure, 45 ans)

« *J'ai l'impression que mon médecin se fiche de ce que j'endure tous les jours... Pour lui, il n'y a pas de solution alors ça ne l'intéresse pas plus que ça.* » (Loïc, 30 ans)

En effet, l'inaudibilité par les proches de ces manifestations sonores diminue la crédibilité du malade qui ressent une grande solitude face à cette souffrance.

Le repli sur soi est souvent exprimé : « *on se cloître* », « *on s'isole de plus en plus.* »

La sociabilité se fragilise : « *en groupe c'est le cafouillage* », « *j'ai du mal à partager des activités avec les autres.* »

Il est fréquent que le comportement à l'égard des proches se modifie. Un état de fatigue généralisé et le manque d'énergie finissent parfois à couper le malade de sa famille et de ses amis pour éviter certaines situations sociales :

« *Mes acouphènes ont disparu puis sont réapparus il y a quelques mois, je n'arrive plus à les effacer, cela fait des mois que je lutte, je vois les gens évoluer librement, je suis invité à faire des activités mais j'ai du mal à partager avec eux, j'ai besoin de me cloîtrer tellement je souffre.* » (Marc, 35 ans)

« *Je souffre d'acouphènes en permanence.* C'est *vraiment gênant dans la vie, surtout quand l'on est en groupe car on entend un cafouillage.* Pour *moi, ce sont des sifflements, des bourdonnements sans arrêt, je ne suis tranquille que la nuit quand je dors.* » (Agathe, 36 ans)

« *Souffrir d'acouphène peut rendre très dépressif.* Même *avec des antidépresseurs, j'ai beaucoup de difficulté à vivre avec ce problème car les bruits extérieurs m'agressent et je m'isole de plus en plus.* » (Martine, 61 ans)

UN CERTAIN DÉSARROI FACE À LA MÉDECINE

Un manque d'information de la part des médecins : « *on ne peut rien faire* », « *il n'y a pas de traitement à l'heure actuelle* », « *revenez dans quelques mois* » revient très fréquemment dans le discours des patients ayant consulté un médecin.

Toutes ces phrases prononcées par les médecins plongent le patient dans le désarroi car il ne sait plus quelle marche il doit suivre :

« *Depuis que je souffre d'acouphènes, je pleure tout le temps, je suis totalement perdue.* Aucun ORL *n'a de traitement pour arrêter le sifflement de mes oreilles.* » (Maude, 26 ans)

« *Depuis que j'ai ces sifflements, je suis complètement détruit intérieurement, j'ai l'impression d'être seul au monde et que la médecine ne peut pas m'aider... En plus, j'ai des crises d'acouphènes tous les jours, le sifflement augmente subitement... Ma vie est un cauchemar, je vais démissionner de mon travail.* » (Lucas, 26 ans)

« *J'ai fait tous les examens nécessaires, qu'ils soient* ORL, *neurologique ou sanguin et on me classe dans les acouphènes dont on ne trouve pas la cause.* » (Aline, 42 ans)

« *Subitement depuis 5 jours mon acouphène à augmenté au point où il devient limite tolérable... avant, il était à peine perceptible... J'ai très peur parce que là il y a vraiment de quoi virer fou... J'ai commencé à faire des recherches sur le sujet et on m'a dit qu'à ce jour il n'existe aucun traitement classique concluant, c'est vraiment trop déprimant.* » (Marianne, 36 ans)

« *J'ai des acouphènes depuis une trentaine d'années, j'ai consulté un* ORL *qui m'a tout simplement dit de faire avec... Il ne m'a parlé de rien et m'a clairement dit « ça ne se soigne pas mais je vous donne un traitement »...*Mais *son traitement ne sert à rien et en plus j'y suis allergique.* » (Corinne, 54 ans)

Ce désarroi souvent exprimé par les patients peut alors se transformer en résignation. Le caractère potentiellement irréversible de l'acouphène est clairement exposé :

« *Quand je vois des personnes qui souffrent de celui-ci depuis peu de temps et qu'ils disent qu'ils n'en peuvent plus, ça me fait doucement rigoler... moi ça fait des années et je sais que l'on ne s'en débarrasse pas comme ça... faut faire avec je pense.* » (Claude, 45 ans)

« *Je suis victime des acouphènes depuis 2 ans et j'ai consulté un spécialiste* ORL, *il m'a fait divers examens pour voir si c'était une tumeur sur le nerf auditif.* Rien *à signaler, donc d'après lui il n'y a aucune solution pour l'instant et puis je n'y crois plus... je dois reconnaître que je m'y suis habitué et arrive à les oublier par moment.* » (Louis, 41 ans)

QUAND LE MAL SE TRANSFORME EN DÉPRESSION

Vous l'avez compris, une grande partie des personnes victimes d'acouphènes doit faire face aux multiples conséquences psychologiques et sociales de la maladie qui influencent considérablement la vie quotidienne.

Certains patients parlent « *de vie brusquement affectée* », « *de bouleversement du quotidien* » avec des réponses différentes : la résignation et l'adaptation mais aussi, pour certains, la dépression.

Cette dernière survient en partie du fait que les autres personnes n'ont généralement pas conscience de leur état. L'acouphénique se sent négligé, incompris et face à une grande solitude :

« *C'est terriblement déprimant de se sentir seul à entendre ces bruits qui chuchotent constamment, je me sens isolé et c'est difficile d'en parler à son entourage, on n'est pas forcément crédible.* » (Lucien, 50 ans)

Aussi, beaucoup de malades font part de leurs difficultés de concentration car les bruits perçus épuisent peu à peu toute leur énergie :

« *Les acouphènes, ça vous pompe toute votre énergie car vous passez votre temps à essayer de lutter.* » (Anne, 34 ans)

« *Cela fait 10 ans que j'ai des sifflements dans les oreilles et cela fait un an que je me réveille le matin et que j'ai l'impression d'entendre les cloches de l'église sonner… ça dure au moins une heure, c'est fatiguant et j'ai l'impression de n'avoir pas dormi de la nuit…* » (Claudine, 55 ans)

« *Depuis que je souffre d'acouphènes, je suis épuisée et j'ai du mal à me concentrer toute la journée, on est constamment flagada ou alors irritable à la moindre contrariété.* » (Laurence, 40 ans)

Fatigue et manque d'énergie finissent par isoler l'acouphénique qui devient sensible à certains sons. Il se sent isolé et a l'impression que les acouphènes le privent en fin de compte de toute vie sociale :

« *Depuis que j'ai des acouphènes, je me surprends à éviter certaines situations, comme le bavardage ou la musique trop forte, je m'isole et c'est extrêmement dur pour moi... il m'arrive d'être profondément déprimée, je n'ai plus goût à rien.* » (Caroline, 37 ans)

La sphère professionnelle peut aussi être touchée :

« *Ma vie est un cauchemar, je vais démissionner de mon travail.* » (Lucas, 26 ans)

« *C'est au travail que j'ai le plus de mal, je n'arrive plus à me concentrer, j'arrive le matin déjà fatiguée et la journée est épouvantable... Je ne sais pas si je pourrai tenir encore longtemps.* » (Véronique, 28 ans)

PRISE EN CHARGE ET TRAITEMENTS CLASSIQUES DE L'ACOUPHÈNE

À l'heure actuelle, la prise en charge des acouphènes est relativement complexe d'une part parce qu'il existe une multiplicité de causes possibles et d'autre part parce qu'aucun traitement classique a pu être reconnu comme efficace.

La mise en échec fréquente du thérapeute, la mauvaise réputation au sein du corps médical mais aussi du public, enfin le peu d'examens spécifiques à ce symptôme résument assez bien l'impuissance de la médecine officielle.

Une étude réalisée en Grande Bretagne affirme que dans 95 % des cas la médecine allopathique n'offre aucune solution.

Toutefois, la médecine ne s'avoue pas totalement impuissante. Des traitements existent et peuvent parfois convenir à certains types de patients, en particulier ceux dont les acouphènes sont d'origine médicale.

Aussi, les recherches sur le traitement des acouphènes se développent dans différents pays. Leurs résultats font l'objet d'un congrès mondial et on observe un nombre de plus en plus important de travaux dans ce domaine.

LA CONSULTATION

L'étude clinique d'un patient souffrant d'acouphènes requiert de la part du médecin beaucoup de patience et de persévérance.

La diversité des causes possibles fait que la plupart des professionnels de la santé manquent de temps pour diagnostiquer et trouver la solution adéquate.

La prise en charge est alors complexe, consommatrice de temps et au regard de ce que nous avons pu analyser du discours des patients, elle demande un minimum de psychologie.

Il est important pour le patient d'être écouté, informé et rassuré mais aussi d'être pris en charge dans sa totalité c'est-à-dire avec tous les symptômes qui accompagnent les acouphènes : nervosité, insomnie, irritabilité, fatigue, dépression, etc.

À ce stade, il est clair que la pertinence des informations dont le patient peut disposer est un premier pas vers la guérison. Les premières consultations auprès d'un médecin ORL sont d'ailleurs déterminantes.

Le fait même de tomber sur un professionnel qui prend le soin de vous écouter va aboutir à la neutralisation émotionnelle négative de l'acouphène.

Dans ce contexte, un interrogatoire ou questionnaire doit être réalisé au préalable de tout examen médical. Il est question de déterminer les conséquences fonctionnelles, physiques et psychologiques mais aussi d'évaluer l'impact d'un traitement donné.

Tout d'abord, il sera indispensable de questionner le malade sur la manifestation de son symptôme :

- La date et les circonstances d'apparition,
- La nature des acouphènes (au niveau du ressenti du patient),
- L'évolution depuis l'apparition des premiers symptômes,
- L'uni ou la bilatéralité,
- La fréquence moyenne,
- Les variations de l'intensité en fonction du jour et de la nuit, de la position du corps,

- L'influence des facteurs environnementaux (bruits, situation sociale dans laquelle se trouve le patient, etc.).

Ensuite, il est primordial que le professionnel de santé interroge son patient sur ses antécédents. Cette recherche a pour but principal d'éliminer certaines causes facilement identifiables.

Sont abordés :

- Le mode de vie du patient (exposition au bruit, conditions de travail et lieu de vie),
- Les traitements médicamenteux en cours,
- L'historique des traumatismes sonores ou barométriques (boîte de nuit, concerts, avion, etc.),
- La santé du patient, notamment pour ceux qui sont atteints de diabète, de cholestérol ou d'hypertension.

Enfin, le médecin se doit d'interroger son patient sur l'impact qu'induisent les acouphènes sur son état physique, psychologique et social.

Une attention particulière est portée sur l'altération de la qualité de vie et sur les éventuelles modifications du comportement du patient :

- Impact sur le sommeil,
- Impact sur la concentration,
- Impact sur la sociabilité,
- État psychique.

LES EXAMENS MÉDICAUX

Suite à l'interrogatoire du médecin ORL, le patient acouphénique doit passer un certain nombre de tests afin d'essayer de déterminer la cause et d'adapter au mieux la conduite thérapeutique.

Les examens proposés sont les suivants :

• LES EXAMENS AUDIOMÉTRIQUES

Ils peuvent être de type vocal ou tonal. Le premier teste chez le patient l'intelligibilité de la parole en fonction de la puissance, ce qui permet de déterminer le seuil de détectabilité ainsi que le seuil d'audibilité.

Le patient est muni d'un casque et répète des mots épelés plus ou moins forts. La note finale correspond aux pourcentages de mots reconnus en fonction de l'intensité.

L'examen tonal évalue la perte auditive en stimulant successivement les deux oreilles avec des sons purs et des fréquences par palier d'une octave de 125 à 8000 Hz.

Il est question d'augmenter l'intensité pour déterminer le seuil de détection de chaque fréquence. Le recueil des résultats forme une courbe représentant les seuils d'audibilité du patient en fonction des différentes fréquences proposées.

Ce test permet de comparer la perception du son aérien avec la perception crânienne (perception transmissionnelle et perceptionnelle).

• Le tympanogramme

Cet examen mesure l'inertie du tympan. On soumet le conduit auditif externe à des pressions variables et on enregistre en retour l'amplitude et la compliance du tympan.

La courbe issue de cet examen constitue le tympanogramme. L'examen est indolore et permet de suspecter des infections de l'oreille moyenne (otites) ou des dysfonctionnements de la trompe d'Eustache.

• Le test réflexe du muscle de l'étrier et du marteau

Nous l'avons vu, l'oreille interne est protégée contre les traumatismes sonores grâce aux muscles présents dans l'oreille moyenne.

Le nerf facial qui innerve ces muscles est stimulé lorsque l'influx sonore de basse fréquence devient dangereux pour l'oreille interne.

Les muscles se contractent et l'impédance du système tympano-ossiculaire augmente. Le test consiste donc à relever le seuil du réflexe des muscles pour des stimulations de sons purs.

• Les examens biologiques

Un bilan biologique doit être réalisé. Ce dernier doit comprendre un bilan lipidique, le dosage du zinc et des hormones thyroïdiennes, le taux de glycémie et la mesure de la tension artérielle.

• Le bilan radiologique

Une IRM doit être effectuée en cas d'acouphènes unilatéraux associés ou non à une surdité unilatérale afin de détecter une éventuelle lésion du nerf auditif.

Dans certains cas de surdité de transmission, un scanner en coupes fines des fenêtres peut être utile pour détecter une otosclérose, une atteinte traumatique, ou une maladie de Paget.

L'IRM ne doit être envisagée qu'en dernier recours, lorsque tous les examens pratiqués se sont révélés négatifs, c'est-à-dire lorsque le diagnostic semble privilégier la lésion du nerf auditif.

Les traitements proposés

À l'heure actuelle, les traitements existants sont médicamenteux ou encore mécaniques (prothèses auditives, générateurs de bruits blancs), ce qui n'est pas toujours efficace.

C'est pourquoi ils doivent toujours être accompagnés d'une bonne information sur le sujet et des conseils sur les conduites à éviter et celles à adopter pour que l'acouphène puisse progressivement être mis à distance.

D'autres thérapies semblent plus prometteuses : la thérapie de l'habituation ou encore une psychothérapie courte de type cognitive et comportementale.

• Les médicaments

Sur prescription du médecin ORL, leur efficacité est souvent faible mais il existe des cas ou une amélioration est observée.

Les médicaments ayant un effet circulatoire comme la trimetazidine et le ginko bilboa (Tanakan) peuvent être utiles.

Le ginko biloba est un arbre originaire d'Extrême-Orient dont les principes actifs extraits des feuilles sont des flavonoïdes et des terpénoïdes.

Ces derniers ont une action vasorégulatrice sur les artères, les capillaires, les veines et sont de véritables vasodilatateurs cérébraux et périphériques.

Ils inhibent notamment le facteur d'activation plaquettaire et freinent la coagulation du sang. Ainsi, ils améliorent l'irrigation des tissus par augmentation des circulations veineuse, artérielle et capillaire.

Selon le *Vidal*, il peut être « proposé dans certains symptômes vertigineux et (ou) acouphènes, certaines baisses de l'acuité auditive d'origine ischémique présumée » à la posologie de trois comprimés par jour.

Les agonistes gabaergiques (neurontin) et dopaminergiques (piribedil) agissent particulièrement sur le système auditif afférent.

Les inhibiteurs des voies neuronales afférentes en diminuant l'hyperexcitabilité des centres auditifs comme la carbamazépine (Tegretol) sont aussi préconisés.

Les antidépresseurs font partie de l'arsenal thérapeutique utile, dans certains cas, pour lutter contre les acouphènes et/ou la dépression associée.

Nous avons vu que cette maladie pouvait être fréquente et que les tentatives de suicide dans le cas les plus graves concernent certaines victimes d'acouphènes.

La dépression augmente aussi les symptômes physiques ressentis : fatigue, insomnie, irritabilité, douleurs avec pour conséquence directe une majoration des acouphènes.

Des tranquillisants ou des antidépresseurs peuvent donc être prescrits. La famille la plus représentative est celle des benzodiazépines qui agissent comme anxiolytique, sédatif, myorelaxant en renforçant l'activité des neurones inhibiteurs dans le cerveau.

Rappelons-le, ce type de médicament ne doit être prescrit qu'après une analyse fine des symptômes, une évaluation de l'intensité des troubles, à l'aide de la psychométrie (échelle mesurant insomnie, irritabilité, etc.).

• L'AIDE AUDITIVE

Les prothèses auditives s'adressent aux patients dont l'acuité auditive est faible et nous savons que les patients atteints d'acouphènes sont nombreux à être victime d'hyperacousie.

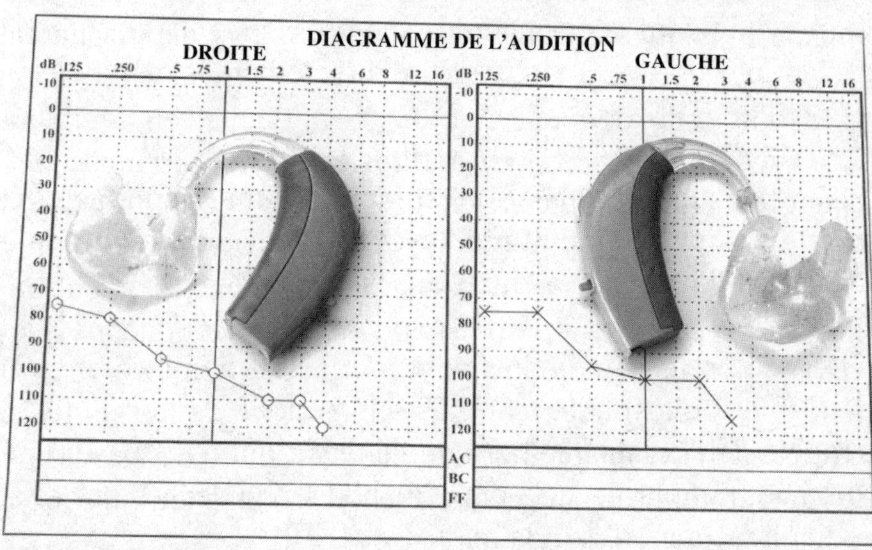

Le fait de moins entendre, de systématiquement « tendre l'oreille » renforce naturellement l'attention portée sur les acouphènes.

D'après les études, le port d'un appareil classique peut réduire les acouphènes de façon notable entre 30 à 40 % des cas, en rétablissant une bonne audition qui va masquer ces bruits parasites.

Toutefois, ces prothèses ne sont pas toujours bien supportées ni acceptées mais en aucun cas elles augmentent l'acouphène.

- **L'ÉLECTROSTIMULATION**

Ce principe de traitement au laser permet de traiter soi-même les acouphènes et autres affections comparables de l'oreille interne telles que la surdité induite par les acouphènes, la pression dans l'oreille, les vertiges (Maladie de Ménière), une baisse soudaine de l'audition et des troubles de l'audition.

Ce système correspond à la photosynthèse qui a lieu dans la nature, elle est parfaitement sûre et indolore. Le rayon laser pénètre même les couches du derme profond et exerce une bio stimulation curative, en influençant directement le métabolisme de l'oreille.

Il entraîne une régénération rapide des cellules auditives, stimule le système immunitaire, favorise la division cellulaire et l'activation de molécules de défenses particulières.

De nombreuses maladies sont le résultat d'une carence en adénosine triphosphate (centrale énergétique de la cellule). Si la cellule de l'organisme perd de l'énergie qui n'est pas immédiatement remplacée, cela entraîne peu à peu des lésions et en dernier lieu, la mort cellulaire.

Les cellules sensorielles lésées de l'oreille peuvent, elles aussi, se régénérer plus rapidement sous l'effet d'un apport concentré en énergie lumineuse.

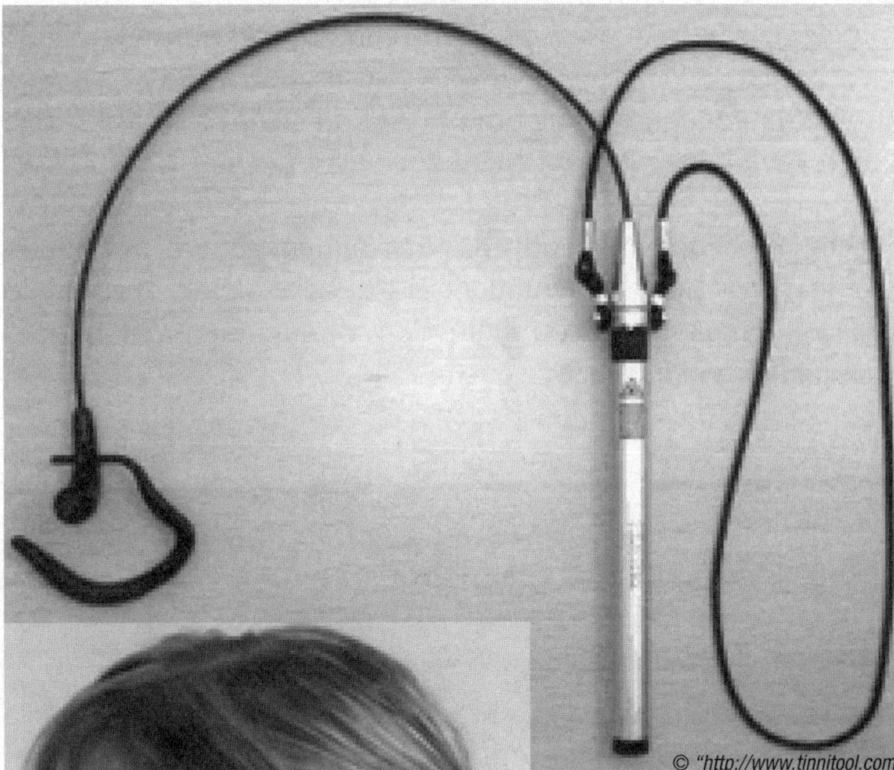

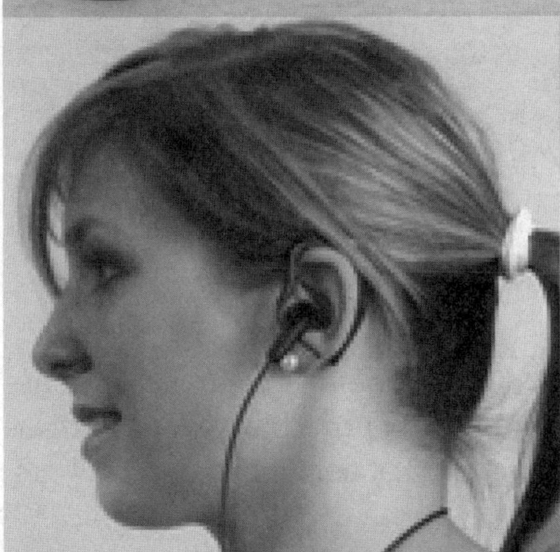

Avec ce type d'appareil (Tinnitool®) il est possible de faire en sorte que les photons lumineux produits par le laser arrivent précisément sur les mitochondries de l'oreille interne pour y produire ainsi l'ATP (adénosine triphosphate), source d'énergie indispensable.

• MASQUEUR D'ACOUPHÈNES

Les masqueurs d'acouphènes sont basés sur l'idée de défocaliser l'attention portée sur les sons perturbants à l'intérieur de l'oreille, permettant ainsi de mieux entendre les sons externes.

Cela est rendu possible en utilisant un signal en bande large à un niveau juste inférieur à celui de l'acouphène.

Similaire à une aide auditive, le masqueur génère un bruit de souffle comprenant des fréquences graves et aiguës. Il est réglé de façon à masquer l'acouphène dont on aura au préalable déterminé la fréquence et l'intensité.

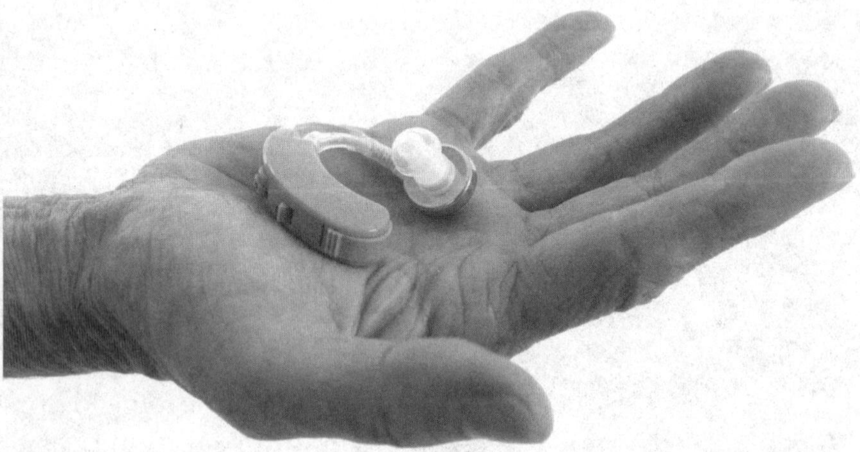

Depuis quelques années, on trouve sur le marché un masqueur d'acouphènes ou générateur de bruit blanc dont la composition est modulable en fonction des demandes des patients.

Le port de ce masqueur d'acouphènes influe sur la perception de l'acouphène (le bruit produit par l'appareil est plus facile à accepter et à tolérer car il est choisi par le patient) et, associé à la prise de médicaments et à un suivi psychologique, permet une amélioration de la tolérance dans 7 cas sur 10.

Enfin, il faut savoir que ce type de traitement implique un suivi médical régulier. Le médecin doit régler l'appareil de manière idéale et faire le point sur ce qui fonctionne et ne fonctionne pas dans votre cas précis.

• La thérapie d'habituation

Quel que soit le mode de traitement des acouphènes : prothèse auditive, masqueur sonore encore générateur de bruit blanc, il est impératif que ces derniers soient intégrés dans une démarche thérapeutique de type « thérapie d'habituation ».

Statistiquement et concernant la guérison des acouphènes, on compte environ 10 % de cas où ils disparaissent complètement.

La plupart des patients vivent donc avec et, nous l'avons vu, leur vie psychique et sociale peut être touchée de manière plus ou moins grave.

Pour ces patients, l'évolution la plus optimiste serait que l'acouphène qui ne disparaît pas ne dérange plus.

En d'autres termes, le cerveau s'habitue à l'acouphène et l'attention qui lui est portée n'est plus aussi importante.

L'objectif à atteindre est de faire en sorte que l'acouphène ne représente plus une menace et que sa présence ne perturbe plus l'environnement du patient.

Parallèlement, il s'agit de baisser le niveau de stress du patient pour qu'il ne s'enferme pas dans un cercle vicieux. Les médecins parlent de « déconditionnement » du cerveau.

Cette approche s'appuie dans un premier temps sur l'explication. Notamment, il faut expliquer au patient le rôle de l'audition dans l'alerte, le mécanisme des acouphènes dans son origine, l'explication du symptôme, etc.

Suite à cette étape cognitive (informer le patient), il est question de changer l'état d'esprit du patient vis-à-vis des acouphènes et d'essayer de réentraîner son système auditif pour qu'il ne les entende plus.

En effet, tout au long des voies auditives, des filtres sélectionnent les bruits extérieurs de manière inconsciente et automatique.

Si ces bruits sont neutres, ils sont perçus comme sans information importante et sont mis de côté. Si au contraire il y a une signification affective, alors les filtres disparaissent et tout le système nerveux devient en alerte.

L'habituation résulte donc à rétablir ces filtres. Elle peut être salvatrice sur certains patients et dans ce cas elle devient une forme de guérison.

• LES THÉRAPIES COMPORTEMENTALES (TCC)

Elles ont fait ces dernières années de nombreux progrès. Elles proposent d'agir de façon pragmatique et brève en favorisant des stratégies optimales d'adaptation à la fois sur le versant cognitif (par modification des schémas de pensées invalidants) et sur le versant comportemental (par modification des comportements inadaptés).

Leur objectif est de faire obtenir à des patients, jusque-là invalidés par leur acouphène, l'état de négligence obtenu spontanément par la majorité des sujets présentant un acouphène.

Les voies auditives se projettent non seulement sur le cortex auditif mais également sur le système limbique, qui est responsable de l'état d'anxiété du patient.

L'acouphène est d'autant plus perçu que l'attention qui lui est portée est grande : en cas de stress, d'anxiété, de mal-être, autant de symptômes « gérés » par le système limbique.

La surdité apparente est à l'origine de nombreuses appréhensions qu'il faut apaiser rapidement. En d'autres termes, il s'agit de neutraliser la composante émotionnelle de l'acouphène.

L'avantage de ce type de thérapie est que le patient peut être écouté et questionné ce que les médecins n'ont pas le temps de faire au cours d'une consultation.

L'intérêt apporté par la discussion est bénéfique pour le patient. Le fait même de « se raconter », de faire l'historique de son parcours (les praticiens consultés, les examens prescrits, les traitements proposés, les réussites, les échecs) est une première étape dans la guérison.

D'autre part, ces thérapies permettent au patient de modifier sa représentation du symptôme et les pensées négatives qui lui sont associées en induisant des comportements adaptés.

Enfin, elles sont également actives sur les états anxieux ou dépressifs préalables, ou secondaires à l'apparition des acouphènes.

LES ESPOIRS DE LA RECHERCHE

Soyons clairs, le médecin ORL n'est plus dépourvu devant un patient acouphénique. Le temps est révolu où l'on disait « *il n'y a pas de traitement, il faut faire avec.* »

Le patient doit être rassuré et différentes thérapeutiques des moins agressives peuvent lui être proposées. Et force est de constater qu'une prise en charge pluridisciplinaire est souvent utile.

Aujourd'hui, les progrès en recherche fondamentale aident à mieux comprendre l'origine des acouphènes et à développer de nouvelles thérapeutiques.

Ce domaine est en pleine expansion et de nombreuses recherches se développent dans divers pays. Un congrès mondial se tient tous les trois ans en raison de l'augmentation du nombre de travaux dans ce domaine.

Auparavant limitée aux audiologistes et aux psychologues, la recherche sur les acouphènes s'est élargie aux neuroscientifiques.

En effet, il existe maintenant un consensus autour de l'idée qu'en dépit des problèmes périphériques (pertes auditives) qui accompagnent l'acouphène, c'est le cerveau, et non l'oreille, qui est finalement responsable de son maintien.

En effet, aux États-Unis, une équipe de scientifiques étudie particulièrement les signaux du cerveau qui sont responsables de ces sons fantômes.

Ces derniers ont découvert que lorsque le cortex auditif du cerveau reçoit des signaux neuraux diminués de la part de la cochlée dans l'oreille, suite à une blessure ou à l'âge, le cortex auditif augmente le volume sonore, ce qui augmente le faible signal neural de la cochlée.

Une augmentation du volume des signaux faibles peut entraîner des sifflements ou bourdonnements qui sont des caractéristiques communes des acouphènes.

Un des buts principaux de ces travaux est d'essayer d'identifier la signature neurale de l'acouphène et d'examiner l'utilisation de thérapeutiques visant à supprimer les acouphènes.

Ainsi, même si la diversité des causes possibles des acouphènes fait que la plupart des professionnels de la santé manque de temps pour diagnostiquer et trouver la solution adéquate, de nombreuses pistes sont exploitées depuis quelques années et la médecine allopathique peut apporter des solutions dans des cas bien précis.

Enfin, insistons sur le fait qu'il est important de s'informer lorsque l'on est victime d'acouphènes. Des associations existent et leur rôle est essentiel dans la guérison. **L'objectif est : ne surtout pas rester isolé et de s'enrichir des expériences des autres.**

LA PISTE DES MÉDECINES ALTERNATIVES

S'il y a un domaine où les médecines alternatives ont leur mot à dire, c'est bien celui des acouphènes.

Ces disciplines qui s'intéressent à la fois au terrain individuel et à la manière dont chacun vit sa maladie, analysent de manière fine les maux des patients et leurs différentes causes.

Elles permettent donc de disposer d'un ensemble de traitements variés. Là où l'un échouera, un autre réussira mieux.

Lorsque le traitement est choisi à bon escient, les patients trouveront des solutions efficaces, avec peu ou pas d'effets secondaires, qui leur permettront dans de très nombreux cas d'éviter de recourir aux traitements chimiques classiques.

Aussi, répétons-le, quoiqu'il puisse être extrêmement dérangeant pour la personne atteinte, la grande majorité des acouphènes ne constitue pas un risque pour la santé.

En outre, certains symptômes associés : fatigue, insomnie, stress, symptômes de dépression, peuvent être traités et par ricochet, diminuer l'impact de l'acouphène sur l'humeur et le bien-être de la personne atteinte.

Éviter l'excès de stress est déjà une façon de prévenir l'apparition des acouphènes à long terme, mais aussi un très bon moyen de ne pas aggraver ce problème, s'il existe déjà.

Dans ce contexte, des thérapies antistress comme le yoga ou la sophrologie (pour ne citer que celles-ci) mettent l'accent sur la respiration dans le mouvement comme dans la position immobile. Elles contribuent à une décontraction musculaire générale et, de ce fait, à la détente

Elles présentent aussi une dimension psychologique : bloquer les pensées négatives, l'angoisse ou la perception de sons désagréables.

L'objectif de ce chapitre est de vous présenter des méthodes plus douces, mais néanmoins très efficaces que l'on pourra choisir selon ses envies et sa personnalité.

Leur action est double, d'une part prévenir l'apparition d'acouphènes chez les personnes à risque mais aussi apporter de l'aide à ceux déjà atteints.

STRESS ET ACOUPHÈNES

Les liens entre stress et acouphènes sont multiples :

- La survenue d'acouphènes coïncide souvent avec un événement stressant ou traumatisant,
- L'acouphène génère un stress,
- Le stress exacerbe,
- La crainte de l'aggravation des symptômes et des pathologies associées potentialise le stress de patients.

DES LIENS TANGIBLES

Grâce à des observations cliniques menées par une équipe de recherche à Montréal au Québec, nous savons que certains patients rapportent que l'intensité de leur acouphène augmente lorsqu'ils sont tendus.

Aussi, une étude rapporte que des patients hospitalisés pour pertes auditives et acouphènes avaient des scores plus élevés à des questionnaires évaluant le nombre et le degré de sévérité d'événements stressants, comparativement à un groupe clinique comparable.

Enfin, une deuxième étude met en perspective l'efficacité des techniques de relaxation dans le traitement des acouphènes.

En étudiant un groupe d'acouphéniques ayant suivi un programme de relaxation, les chercheurs ont constaté que leur niveau de stress perçu avait réduit ainsi que le dérangement causé par l'acouphène.

En somme, ces études cliniques suggèrent que le niveau de stress peu moduler l'intensité de l'acouphène, voire même provoquer son apparition.

Nous avons vu qu'il existe un lien entre les chocs psychologiques et affectifs graves et le déclenchement des acouphènes.

Des niveaux élevés de stress émotionnel augmenteraient la sensibilité de l'individu à l'apparition de maladies et toucheraient l'équilibre hormonal.

Une autre discipline s'intéresse aux rapports entre émotions et processus physiologique : les neurosciences cognitives.

La maladie se fait l'écho d'un état d'angoisse ou de détresse morale. En clair, un choc psychologique (décès, divorce, séparation, accident, perte d'emploi,...) est à même d'effondrer nos défenses naturelles et de déclencher une affection. Comme disait Freud « *le psychique fait alors un saut dans l'organique* ».

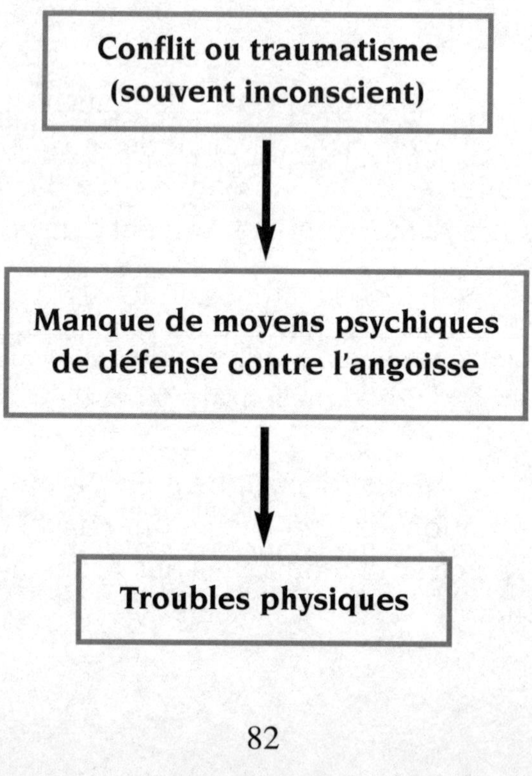

En même temps, le stress et les états anxieux génèrent et développent un mauvais traitement de l'information sensorielle.

Nous avons vu que pour traiter des acouphènes déjà installés, il fallait que le patient s'habitue ce qui n'est jamais très simple. S'habituer consciemment à ce qui dérange est une lutte permanente qui au bout du compte accentue l'acouphénie.

La solution est alors de réhabituer l'inconscient à faire son travail, comme dans le traitement de la douleur par exemple : stopper l'information inutile et gênante avant qu'elle ne parvienne à la conscience.

LE LANGAGE ÉMOTIONNEL DU CORPS

Le rythme effréné de la vie contemporaine risque de nous faire perdre de vue l'essentiel de la vie. Le corps encaisse la pression et suit la cadence jusqu'au jour où il ne répond plus, incapable de trouver la mesure entre un sain équilibre de vie et une vie impossible.

Les malaises apparaissent, signe de rupture d'un conflit intérieur non résolu, de l'émergence d'un dysfonctionnement que les pharmacopées habituelles ne résoudront pas.

C'est dans de telles circonstances que la psychosomatique entre en jeu, en reconnaissant qu'il existe bel et bien des maladies dont l'origine n'est pas simplement physique, mais aussi émotionnelle et affective.

Pendant très longtemps, la maladie a été considérée comme une fatalité, un coup de malchance devant lequel nous nous retrouvions impuissants. Il ne nous restait plus alors qu'à nous en remettre au pouvoir du médecin.

Aujourd'hui, de grands chercheurs et des thérapeutiques ont démontré que la maladie entretenait des liens profonds avec nos conflits psychologiques, relationnels ou existentiels mal gérés.

Hippocrate avait déjà montré que « *la maladie était engendrée par les altérations des humeurs* » ; ensuite de nombreux penseurs ont pris le relais, pour aboutir à des (re)découvertes essentielles : c'est le cerveau, centrale de commande, qui, sur ordre du psychisme, déclenche une variété infinie de somatisation (maladies, malaises, mal-être, surpoids, etc.) comme solution temporaire pour résoudre un conflit qui n'arrive pas à se résoudre rapidement.

Ce conflit génère en effet un surstress représentant pour le cerveau un réel danger de mort et dont la maladie constitue donc une parfaite solution de survie.

C'est sur cette base que Michel Odoul, auteur de l'ouvrage « *Dis moi où tu as mal je te dirai qui tu es* », a mis au point une psycho-énergétique qui constitue aujourd'hui une véritable méthode de décodage du langage du corps et des maladies.

Chercher les causes psychologiques des maladies n'a rien de nouveau pour les médecines traditionnelles et orientales qui ont toujours considérées que le corps ne pouvait se séparer du psychisme.

De ce point de vue, les problèmes de santé ne se résument pas à une panne de machine mais expriment un mal être profond.

Dans cette optique, il n'est plus la peine d'accuser le hasard ou un agresseur extérieur. Il s'agit de se responsabiliser et de profiter d'une opportunité d'évoluer dans la connaissance de soi-même offerte par toute maladie.

Selon Michel Odoul, l'esprit a évidemment besoin du corps pour s'exprimer et s'ils ne se maintiennent plus en harmonie, des « messages d'erreur » apparaîtront qui sont les maladies.

L'auteur les subdivise en trois catégories :

LES TENSIONS : C'est le premier mode utilisé pour exprimer un problème, la tension peut se manifester par un mal de dos, des difficultés digestives, des cauchemars, ou un certain malaise psychologique…

Si ce type de message n'est pas décodé au profit d'un changement dans la personnalité, d'autres messages plus percutants vont prendre le relais.

LES TRAUMATISMES : C'est le deuxième mode de communication entre l'esprit et le corps, les traumatismes présentent le double avantage, d'une part de ne pas pouvoir vraiment passer inaperçus, comme c'était le cas des tensions, et d'autre part d'imposer à l'individu un temps d'arrêt à la faveur duquel il aura le loisir de réfléchir.

LES MALADIES : C'est le troisième mode d'expression selon Michel Odoul. La maladie, plus encore que le traumatisme, met l'individu dans l'obligation de s'arrêter totalement pour se tourner vers lui-même et s'interroger.

En psycho-énergie, il s'agit de libérer les tensions psychologiques accumulées, contribuant au retour à l'harmonie corps-esprit, tout au moins dans la mesure où le malade aura compris le message de la maladie.

L'IMPORTANCE DE LA MAÎTRISE DU STRESS

Grâce à la recherche, nous savons aujourd'hui qu'**une bonne maîtrise du stress et des fonctions du psychisme pourrait avoir des effets bénéfiques sur le traitement des acouphènes.**

En agissant sur l'esprit, sur l'intellect ou les émotions, on pourrait influencer directement les mécanismes physiologiques qui participent à la prévention et à la guérison de ce symptôme.

Dans ce contexte, les thérapies antistress mettent l'accent sur les interactions entre les pensées, les émotions, le psychisme et le corps physique.

Ces approches ont déjà donné lieu à d'excellents résultats pour soulager les acouphènes mais aussi les symptômes qui l'accompagnent : l'insomnie ou la douleur, les maux de tête et bien sûr toutes les affections reliées au stress.

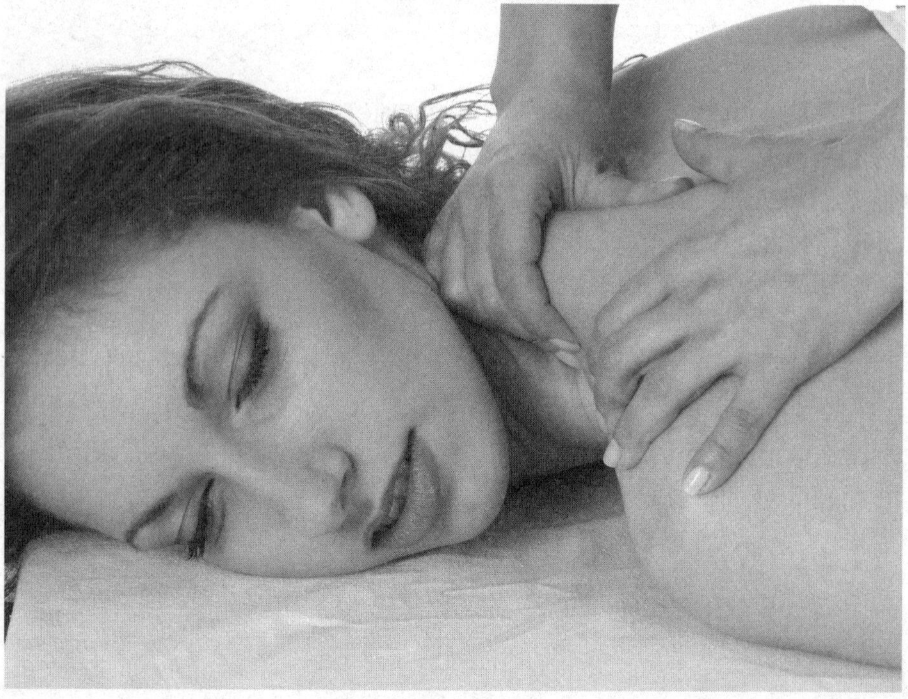

Nous verrons que l'état d'hypnose ou de méditation permet de prendre de la distance par rapport aux situations stressantes et agit comme un filtre autour de l'hypothalamus. Aussi, il régule la production des hormones et des neuromédiateurs du stress.

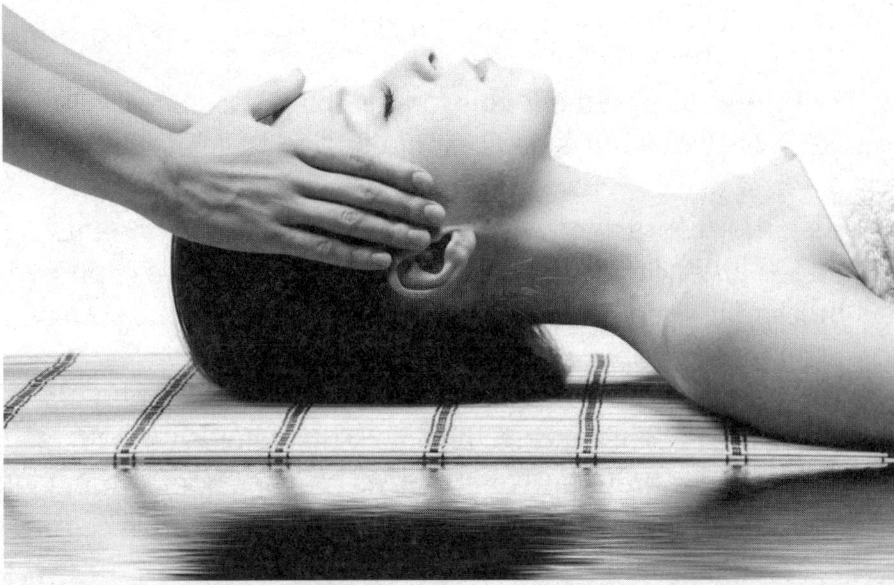

Enfin, elles proposent des stratégies conscientes de modification du point de vue, des comportements, et d'apprentissage du lâcher prise (thérapies cognitives et comportementales, sophrologie, relaxation) ainsi que des stratégies inconscientes et psychobiologiques, et/ou psychosomatiques (hypnose).

Les solutions offertes par les thérapies alternatives

Il existe aujourd'hui de nombreuses études établissant que les malades qui savent contrôler leurs émotions et garder le goût de vivre, optimisent leur chance de guérison.

Ils vivent statistiquement plus longtemps et dans une meilleure condition physique que si leur esprit était en proie au chaos.

Nos corps-esprits constituent des ensembles étonnants de subtilité, d'autonomie, de complexité interactive, mais la plupart des traitements médicaux « normaux » auxquels nous sommes soumis n'intègrent pas notre univers intérieur.

La force de l'esprit est donc l'un des objectifs de ces thérapies alternatives qui offrent une panoplie de moyens pour dynamiser le potentiel psychique, développer l'énergie intérieure, accroître la puissance mentale.

Relaxation, méditation, hypnose, toutes ces manipulations de l'esprit transforment le corps, soignent ses maux, parfois même le guérissent !

Ici sont présentées l'ensemble des thérapies pouvant prévenir, soulager et guérir les acouphènes.

Leur point commun est qu'elles prennent en compte le terrain du patient ainsi que son ressenti individuel. Elles permettent aussi au patient atteint d'acouphènes de renforcer le mécanisme d'habituation.

Grâce à cette présentation vous pourrez vous aider à trouver la thérapie qui vous convient le mieux.

THÉRAPIES COGNITIVO-COMPORTEMENTALES

Les thérapies cognitivo-comportementales (TCC) reposent sur le postulat que « *l'important n'est pas ce qui nous arrive, mais la manière dont on le prend.* » (H. Selye)

De la même façon, nous pouvons dire que les difficultés psychologiques sont dues à notre façon de penser et à la perception des événements qui nous arrivent, qu'il est possible d'apprendre à les modifier, que cette modification va avoir des effets bénéfiques sur nos pensées, nos comportements et les émotions qui en dépendent.

Du point de vue des acouphènes, ce type de thérapie est particulièrement efficace pour accompagner le principe d'habituation car elle agit directement contre l'anxiété et le stress.

Elle aide aussi à identifier les pensées négatives et irrationnelles et à les combattre pour qu'elles n'alimentent plus les peurs conscientes ou inconscientes.

Plus concrètement, cette thérapie cognitivo-comportementale s'adresse donc d'abord aux fonctions mises en jeu par le rapport du sujet à lui-même et à son environnement à travers la prise en compte de ses cognitions et de ses comportements verbaux et non-verbaux.

L'originalité de cette approche se situe dans l'orientation de la démarche marquée par une intervention directe du psychothérapeute, sur la validité du processus de pensée en jeu dans l'expression de la difficulté du sujet, et l'effet de ce processus dans tous les aspects de sa vie.

Les thérapies procèdent d'une structure d'intervention spécifique comprenant une analyse de la problématique selon deux axes, synchronique et diachronique.

Elles considèrent ainsi, à la fois ce qui se passe au moment même de l'événement troublant, et la façon dont cet événement s'inscrit au travers du temps et de l'histoire du sujet.

Une évaluation de certains paramètres en rapport avec la problématique de la personne est faite avant, pendant, et après l'intervention thérapeutique de façon à mettre en évidence les changements cognitifs et comportementaux de l'intervention.

Une stratégie thérapeutique est élaborée à partir de ces diverses analyses, et un temps d'intervention (nombre de séances) est déterminé, notamment pour limiter l'intervention du psychothérapeute et impliquer le sujet dans son devenir thérapeutique.

Dans cette approche, le psychothérapeute intervient selon plusieurs axes actifs et interactifs :

- **l'interventionnisme** pour questionner, reformuler, commenter, mettre en doute certains aspects des cognitions du sujet et leur logique interne ;
- **la créativité thérapeutique** pour créer des outils, des prescriptions de tâches par exemple, en fonction de la nature, de la problématique et du déroulement de la thérapie, à partir de l'observation des modifications comportementales du sujet ;
- **la pédagogie** pour expliquer certains aspects fonctionnels de la pensée, certains liens entre pensées, émotions et comportements, notamment ceux des systèmes d'auto-renforcement négatifs et positifs et pour enseigner le cas échéant une façon de modifier ces pensées et ces comportements.

THÉRAPIES PSYCHO-CORPORELLES

Ces disciplines mettent l'accent sur une respiration douce dans le mouvement comme dans la position immobile.

Elles contribuent à une décontraction musculaire générale et, de ce fait, à la détente. Elles atténuent les crispations et les états de stress.

Elles présentent aussi une dimension psychologique : refréner la survenue de pensées indésirables pendant la séance, limiter le développement d'états psychologiques inadaptés dans la vie quotidienne.

C'est en cela qu'elles limitent les facteurs de majoration comme l'anxiété, l'angoisse ou la perception de sons désagréables.

Exercices de respiration et de relaxation, yoga, méditation peuvent constituer des traitements des acouphènes. Il suffit que la séance soit conçue afin de les éviter ou les soulager.

Les acouphènes étant favorisés par un état de stress, les arts du geste et du souffle, pratiqués seul ou en groupe, sont utiles.

• APPRENDRE À SE RELAXER

Nous ne nous étendrons pas ici sur l'art de la relaxation que nous traiterons en profondeur dans le chapitre sur la méditation.

Toutefois, il faut savoir que le contrôle des pensées positives et la relaxation fonctionnent de pair.

Quelle que soit la manière dont on la définit, cette dernière constitue l'antidote au stress. Une relaxation quotidienne ne se contentera pas d'apaiser votre esprit, elle soulagera également les symptômes physiques, tels que les douleurs, et, fera même baisser votre tension artérielle.

Un esprit détendu est généralement en bonne santé. Écoutez-vous, écoutez votre esprit, votre corps, et vous serez bien plus en accord avec vos véritables besoins.

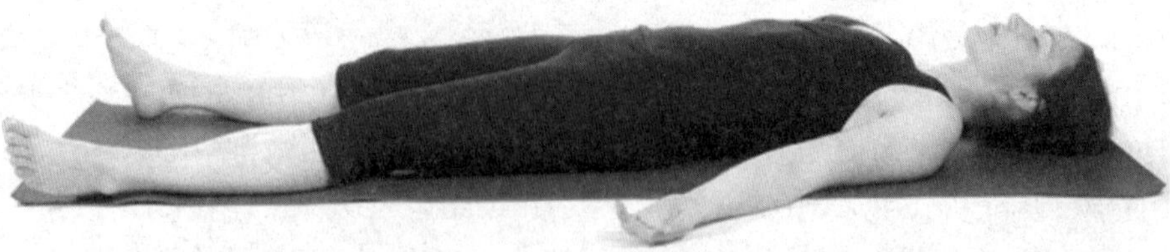

La pratique quotidienne d'une forme de relaxation mentale, qu'il s'agisse d'une simple respiration profonde ou d'une promenade tranquille dans un jardin vous fera grand bien.

Aussi, un esprit détendu réussit plus aisément à organiser, établir des priorités et affronter une vie trépidante.

Observer la façon dont on respire, profondément ou superficiellement et corriger cette respiration ne requiert que quelques instants, mais peut aboutir à de meilleurs résultats.

Au contraire, si votre esprit est constamment agité par des pensées, des souvenirs, prenez le temps de l'apaiser et de vider votre tête.

Un esprit clair est calme et détendu, plus à même de se concentrer sur les tâches du jour qui s'annonce.

Un esprit paisible favorise l'émergence de pensées et d'idées créatrices et avisées. L'intuition grandit quand on est en accord avec son corps et son environnement.

Une fois que vous aurez pris convenablement conscience de vos besoins, vous serez davantage en mesure de répondre à ceux d'autrui, de votre famille et de vos amis.

Et passer du temps avec des gens qu'on aime vraiment, et qui nous aiment en retour, accroît l'estime de soi et détend.

L'un des meilleurs moyens d'optimiser vos moments de détente consiste à structurer votre journée en étant réaliste sur ce que vous pouvez faire ou pas et en définissant des priorités.

- Chez vous, organisez les repas, les tâches ménagères, etc. pour éviter de passer l'aspirateur à trois heures du matin…
- Au travail, prenez le temps de déjeuner. Et quittez au moins quelques instants votre bureau. S'il fait beau, cherchez un endroit agréable à l'extérieur pour bénéficier d'un peu de soleil et d'air frais,
- Prenez du temps de faire du sport,
- Prenez le temps de manger,
- Prenez le temps d'avoir une vie sociale,
- Prenez le temps de vous soigner par des thérapies naturelles,
- Consacrez du temps à votre famille et à vos amis.

Les techniques de relaxation par la respiration, la visualisation, le yoga ou encore la relaxation musculaire progressive peuvent vous aider à vous faire du bien et à activer les mécanismes de relaxation naturels de votre corps.

Pratiquées régulièrement, ces activités conduisent à une réduction continue de votre niveau de stress quotidien.

De plus, ces techniques de relaxation vous apprendront à rester calme en cas de crise aiguë d'acouphènes et favoriseront le principe d'habituation.

La réponse relaxante au stress remet de l'équilibre dans votre système nerveux, réduit l'émission d'hormones, ralentit votre activité musculaire et accroît l'afflux sanguin dans votre cerveau.

Lorsque la réponse de relaxation est activée :

- Votre rythme cardiaque devient plus calme,

- La respiration devient plus lente et plus profonde,

- La tension artérielle se stabilise,

- Vos muscles se relâchent.

En plus des effets physiques directement constatés, la recherche a montré que la réponse relaxante permet d'augmenter son niveau d'énergie, sa capacité de concentration, la résistance aux maladies, et permet d'améliorer sa productivité et sa motivation au quotidien.

Il existe de nombreuses techniques de relaxation pour vous aider à déclencher une réponse de relaxation.

Il n'est pas difficile d'apprendre les bases de ces techniques mais cela demande une pratique régulière et quasiment quotidienne pour qu'elles montrent toute leur efficacité.

Les experts recommandent de passer 10 à 20 minutes par jour pour pratiquer une bonne relaxation et 30 minutes à une heure pour une relaxation complètement aboutie.

Gardez en tête qu'il n'existe pas de technique de relaxation meilleure qu'une autre. Elles sont toutes efficaces, mais seulement quand elles sont pratiquées régulièrement : choisissez une technique ou une combinaison de techniques qui vous correspondent le mieux et qui vont avec votre style de vie.

Voici la liste de ce dont vous avez besoin pour commencer à vous relaxer dans les meilleures conditions :

- **Un environnement calme.** Trouvez-vous un endroit à part dans la maison, le bureau ou le jardin où vous pouvez relaxer en étant sûr de ne pas être dérangé ou interrompu.
- **Une position confortable.** Mettez-vous à l'aise mais évitez la position allongée pour ne pas vous endormir ! Asseyez-vous avec la colonne vertébrale bien droite par terre ou sur une chaise. Vous pouvez également essayer la position assise avec les jambes croisées.
- **Un point de concentration.** Choisissez un mot ou une phrase et répétez-les au cours de votre session. Vous pouvez aussi vous concentrer sur un objet dans la pièce ou sur un point sur le mur. Ceci a pour but de faciliter votre concentration et donc votre méditation.
- **Adoptez une attitude passive.** Ne vous inquiétez plus des distractions extérieures et des pensées qui vous traversent l'esprit. Si des pensées continuent de vous parvenir à la tête, ne les combattez pas. À la place, mettez votre attention sur le point de concentration que vous avez choisi précédemment.

Vous pouvez soit vous contenter de ces exercices de relaxation, soit faire d'autres activités tout aussi relaxantes comme passer du temps dans la nature, discuter avec un ami, écouter de la musique… Tout ce que vous trouvez apaisant vous aidera à réduire votre stress de façon naturelle.

• L'IMPORTANCE D'UNE BONNE RESPIRATION

La respiration permet de calmer le mental, de se prémunir contre le stress et la dépression. En agissant sur le calme, elle va faciliter la concentration, l'écoute, et va permettre d'éliminer progressivement certaines obsessions, blocages ou tensions.

D'un point de vue global, elle concourt à l'équilibre du système neurovégétatif qui gère les émotions comme la joie, la peur et l'anxiété.

Malheureusement, nous ne prenons plus le temps de bien respirer, certaines personnes semblent être en apnée du matin au soir !

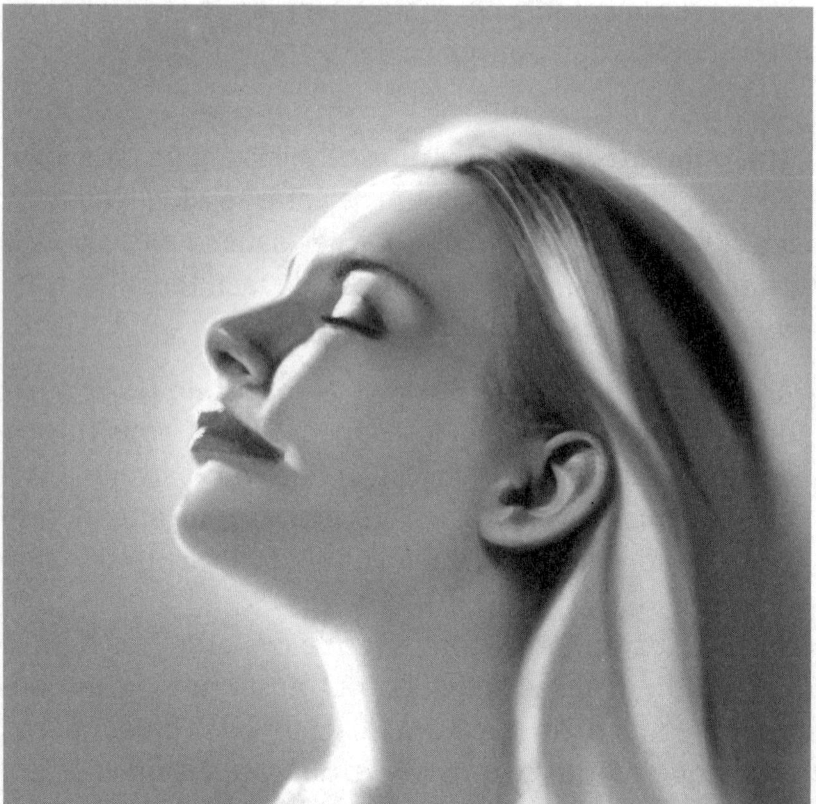

La respiration : élément primordial pour lutter contre stress et dépression.

La respiration est une des grandes pulsations de la vie en nous qui permet de faire circuler les énergies et rythme notre relation au monde extérieur.

Contrairement aux autres fonctions vitales la respiration est sous contrôle conscient. Nous pouvons donc agir sur elle, la contrôler de manière conscience et agir de façon positive sur l'oxygénation de notre corps, nos pensées et émotions, notre gestion du stress.

Cinq à dix minutes par jour pour pratiquer cette respiration consciente permet de nous libérer des tensions et stress divers mais aussi de taire le mental.

Cette respiration peut se pratiquer allongé ou assis. Commencez l'exercice en respirant naturellement pendant quelques minutes sans chercher à contrôler quoi que ce soit.

Simplement, se laisser aller et observer ce qui se passe : d'où part la respiration, son rythme, les sensations qui l'accompagnent.

Sachez que lorsque vous adoptez ce type de respiration, vous améliorez l'oxygénation de vos cellules et vous augmentez l'évacuation des déchets gazeux. Sans oublier que vous régularisez votre rythme cardiaque et abaissez votre niveau de stress.

Technique de respiration consciente :

- Prenez quelques minutes par jour pour ralentir la cadence et respirer profondément :
- Asseyez-vous confortablement avec le dos bien droit. Posez une main sur votre poitrine et l'autre sur votre estomac.
- Inspirez par le nez. La main sur votre estomac devrait monter et celle sur votre poitrine devrait à peine bouger.

- Expirez par la bouche et faites sortir le maximum d'air que vous puissiez tout en contractant les muscles de votre ceinture abdominale.
- La main sur votre estomac doit bouger au fur et à mesure que vous expirez, tandis que l'autre main doit rester presque immobile.
- Continuez de respirer de la même façon en inspirant par le nez et en expirant par la bouche.
- Essayez d'inspirer de telle sorte que vous sentiez bien que votre abdomen monte et descende.
- Si vous avez du mal à respirer par l'abdomen en étant debout ou assis, allongez-vous par terre, posez un livre sur votre estomac et essayez de respirer de telle façon que le livre monte quand vous inspirez et descende quand vous expirez.

Une fois que vous maîtrisez bien cette technique de la respiration consciente, vous pouvez tenter une autre technique très efficace contre le stress, la marche consciente.

À la portée de tout le monde, elle permet de faire le vide en soi, calmer le mental qui est généralement sans arrêt en action.

Il s'agit de marcher dans la nature (seul ou à plusieurs) en silence, le plus doucement possible en se concentrant uniquement sur le corps et ses sensations.

Dès qu'une pensée surgit, la laisser repartir et recentrer sur le corps. On peut s'aider de la respiration et compter ses mouvements respiratoires, cela permet d'occuper le mental qui tente toujours de reprendre le dessus.

On peut y associer aussi la respiration complète consciente

après une certaine pratique. La marche consciente nous libère du stress et harmonise tout notre être. Elle est très simple à pratiquer à tout âge et en tout lieu.

• La sophrologie pour transformer son stress en pensées positives

La sophrologie est un terme créé par Alfonso Caycedo, médecin neuropsychiatre, pour désigner une méthode qu'il a conçue pour l'étude de la conscience harmonieuse et la conquête de l'équilibre corps-esprit, par la répétition de techniques psychocorporelles.

L'émotion et les sentiments, nous l'avons vu, sont des forces puissantes. Ce sont des forces biologiques, donc enracinées physiquement dans notre personne et grâce auxquelles une partie de notre organisme fonctionne.

D'autre part, ces forces sont stimulées, inhibées ou modifiées par les affects psychologiques qui nous assaillent.

Selon la nature et l'intensité de ces impacts, tant physiques que psychiques, les conséquences sont dramatiques. Nous subissons des traumatismes parfois effroyables, voire irréversibles, où nous jouissons de passions sublimes.

Pour la bonne conduite de notre existence, mais surtout pour notre confort et la réussite de notre vie, il s'agit, non pas d'essayer de supprimer ou de contrôler ses émotions mais d'apprendre à mieux les gérer.

Les indications de la sophrologie sont doubles :

- Gérer son stress : c'est l'une des principales indications de cette thérapie. Un travail respiratoire permet de mieux gérer une anxiété, des exercices dynamiques libèrent la charge émotionnelle ou l'agressivité refoulée pour éviter qu'elles ne s'accumulent.

- Se réconcilier avec son corps : entrer en contact avec ses sensations, réduire le discours d'autodépréciation aident à se créer une réalité positive et à s'accepter. Les résultats sont probants dans les troubles de l'image de soi et dans le traitement des insomnies, migraines, vertiges et acouphènes.

Le renforcement psychique atteint par la pratique de la sophrologie peut beaucoup aider.

Les trois principes fondamentaux sont les suivants :

- Amener le schéma corporel a plus de réalité vécue, pour habiter le corps en bonne santé et conquérir l'harmonie physique et psychique.
- Renforcer l'action positive, afin de développer les éléments positifs du passé, du présent et de l'avenir et de mieux utiliser tous nos potentiels.
- Développer la réalité objective, pour apprendre à voir les choses davantage comme elles sont, de développer plus de réalisme et donc d'efficacité dans l'action.

La sophrologie nous apprend plusieurs techniques de base avec trois approches fondamentales : **la détente, la substitution et la visualisation :**

- **LA DÉTENTE :** Pendant une vingtaine de minutes, les yeux fermés, vous écoutez la voix du sophrologue décrivant chaque partie de votre corps. La détente s'obtient grâce à des exercices simples de respiration. Ensuite le sophrologue choisit la technique qui lui semble la plus adaptée à votre cas.
- **LA SUBSTITUTION :** En cas de douleur (bourdonnements intensifs, crises aiguës...), le praticien propose de remplacer la

sensation négative par une autre de bien-être. Le cerveau enregistre un nouveau programme : douleur/bien-être/soulagement.

- **LA VISUALISATION :** Cette technique vise à encourager notre capacité à nous « voir » nous-même et à fixer un but que nous aimerions atteindre, réaliser ou créer (habituation, guérison, etc.). Nous allons donc penser à des images positives, évoquant notre réussite : simplement vivre régulièrement dans un état de meilleur bien-être ou, dans le cas extrême, aider à la guérison.

• LA MÉDITATION

Depuis les années soixante, les effets de la méditation ont été beaucoup étudiés. Une des dernières recherches en date concerne son effet sur la qualité de vie et sur le stress de personnes atteintes de maladies chroniques.

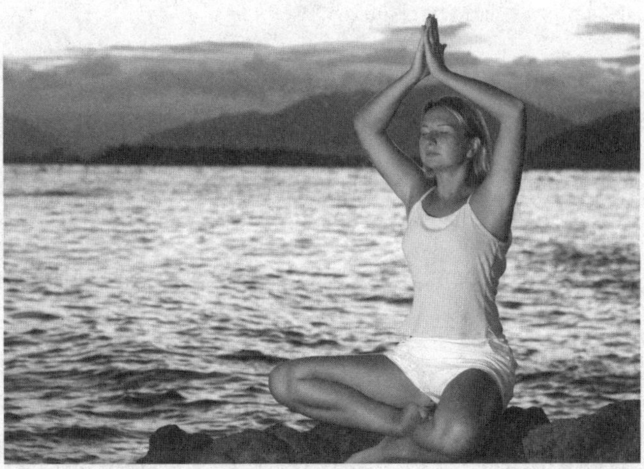

Ses fonctions sont nombreuses :

- Elle élimine la fatigue, les tensions et l'anxiété,

- Elle améliore la santé,

- Elle accroît l'énergie,
- Elle développe la résistance au stress,
- Elle augmente la clarté de l'esprit et la stabilité émotionnelle.

Cette méthode est reconnue pour ses effets bénéfiques dans le traitement en profondeur des causes et des effets des acouphènes.

Elle doit être pratiquée régulièrement c'est-à-dire deux fois par jour, le matin et le soir, pendant une vingtaine de minutes. Elle allie décontraction et respiration.

- Choisissez un endroit calme où vous ne serez pas dérangé.
- Allongez-vous sur un tapis ou sur votre lit, de préférence dans l'obscurité.
- Couvrez-vous un minimum pour ne pas ressentir les variations de températures occasionnées par l'état de méditation.
- Fermez délicatement les yeux.
- Sentez votre respiration.
- Une fois que vous êtes bien installé confortablement et que vous êtes détendu, bouchez vos oreilles en rabattant les tragus sur les orifices.
- Maintenez cette position avec les pouces pendant une vingtaine de minutes.
- Toujours dans cette position, concentrez-vous sur le son que vous entendez exclusivement dans l'oreille droite (même si votre acouphène se fait entendre dans l'oreille gauche).
- Respirez consciencieusement et maintenez votre concentration.
- Expirez profondément et longuement avec la bouche, comme si vous vouliez éteindre la flamme d'une bougie située devant vous.

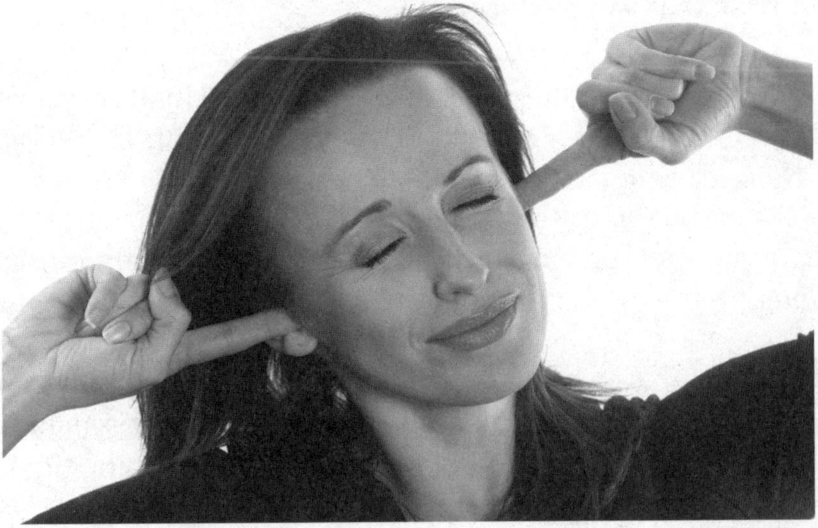

- Puis inspirez profondément par le nez pendant cinq secondes.
- À la fin de l'inspiration, sans marquer de pause, inspirez de nouveau. Puis expirez de nouveau comme précédemment.

Au bout d'un laps de temps, ce type d'exercice exécuté quotidiennement permet de transformer le trouble auditif en source de développement mental et la gêne permanente qu'il occasionnait s'estompe peu à peu, pour, dans de nombreux cas, disparaître totalement.

Aussi, si vous souhaitez une plus grande rapidité des résultats, **il est recommandé d'écouter lors de la séance des sons relaxants.**

C'est à vous de choisir la musique qui conviendra, c'est une question de goût personnel. Nous allons voir que la thérapie par les sons est d'une aide considérable dans la recherche d'éradication des acouphènes.

Elle apporte détente et sérénité et surtout développe le silence intérieur.

• LA THÉRAPIE PAR LES SONS

Tout comme le souffle, le son est une onde vibratoire qui sert de révélateur et de régulateur. En tant que révélateur, il indique les dysfonctionnements existants chez nous.

En tant que régulateur, il accomplit un véritable massage sonore interne qui nous équilibre et nous réharmonise.

Lorsque nous sommes en état de bien-être et de bonne santé physique, émotionnelle, mentale, nos rythmes sont synchrones entre eux et le sont également avec les rythmes écologiques de la planète et, de façon plus large, avec le cosmos.

Si ce n'est pas le cas, si nos rythmes sont asynchrones, cela se traduit par une énergie vitale « qui bouchonne », stagne, au lieu de circuler de façon fluide dans le corps.

Cela ne vous rappelle t-il pas quelque chose ?

Nous l'avons vu, la souffrance des acouphéniques se situe davantage au niveau des bruits intérieurs que des bruits extérieurs.

Ces derniers peuvent devenir très stressants pour l'organisme et renforcer l'effet d'intensité des acouphènes.

L'objectif de la thérapie par les sons est d'atténuer la relation stressante que le patient entretient avec son acouphène et par là même réduire l'impact de ces bruits internes sur son psychisme.

Il est tout d'abord question de se créer un environnement sonore stable qui aura pour fonction d'enterrer les acouphènes.

Le principe est qu'à chaque son correspond un son qui le neutralise. Nous sommes assez proches de la technique du masquage qui est basée sur un bruit dont la fréquence est déterminée.

Nous l'avons vu, cette méthode permet de déterminer la zone de fréquence du bruit acouphénique d'un patient et d'élaborer une composition sonore individuelle spécifiquement adaptée à ce bruit personnel.

Certains utiliseront par exemple un CD ou une cassette de sons de bruits de nature, de vent, de mer, de feuilles d'arbre, etc.

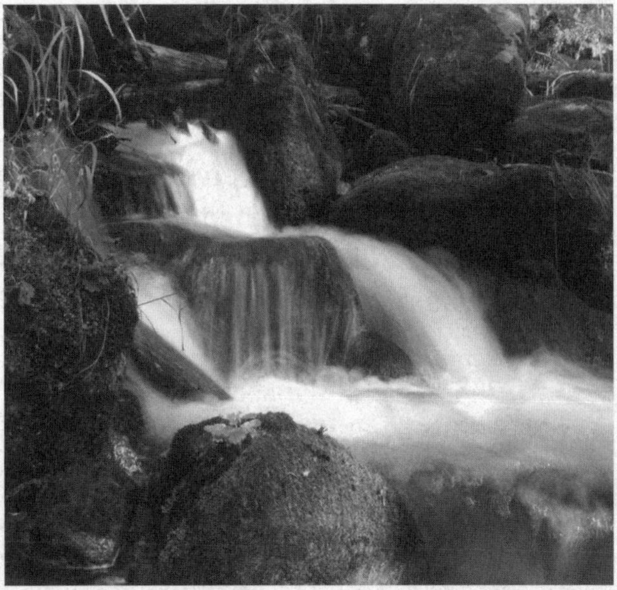

Chacun pourra choisir les bruits de la nature les mieux adaptés à son cas ou qu'il ressentira en tant que tels.

Il existe également des CD spécifiques méditation qui peuvent vous convenir. Généralement ces compositions musicales cumulent plusieurs fonctions bénéfiques.

Elles permettent de :

- **Se mettre** dans la vibration adéquate,
- **d'amortir** la perception du bruit dans l'oreille,
- **de détendre** la personne,
- **de réduire** le stress,
- **de faciliter** l'endormissement,
- **d'offrir** l'apaisement désiré.

• LE YOGA

Cette pratique corporelle et spirituelle a pour principal but **d'équilibrer l'esprit et le corps par une série d'exercices physiques, respiratoires et mentaux.**

Aujourd'hui, le yoga jouit d'une grande popularité, principalement en raison des bienfaits que sa pratique procure.

Sur le plan de la santé, son action régulatrice sur les glandes fonctionnelles de l'organisme (cardio-vasculaire, circulatoire, digestive, etc.), lui a ouvert les portes de nombreux hôpitaux et centres de soin.

Très simple à pratiquer, cette discipline donne aussi de très bons résultats dans l'éradication des troubles dus aux acouphènes.

Prisée pour son efficacité dans le contrôle du stress et pour tout ce qui touche à la sphère psychosomatique, son action est relaxante, apportant calme et sérénité.

En combinant des postures, le souffle et parfois les sons, le yoga agit directement sur le système nerveux.

Son effet « détente » se perçoit dès les premières séances à travers la respiration. Le fait de rester immobile et de se concentrer sur sa respiration aide à prendre conscience de son agitation intérieure et de la maîtriser.

Les postures ont chacunes des effets intéressants sur tel ou tel organe ou sur tout le système nerveux végétatif (qui commande le fonctionnement de nos organes).

Pour chaque posture, il existe une contre posture, de telle sorte que leur usage au cours d'une même séance sollicite tel ou tel ensemble organique dans deux sens opposés.

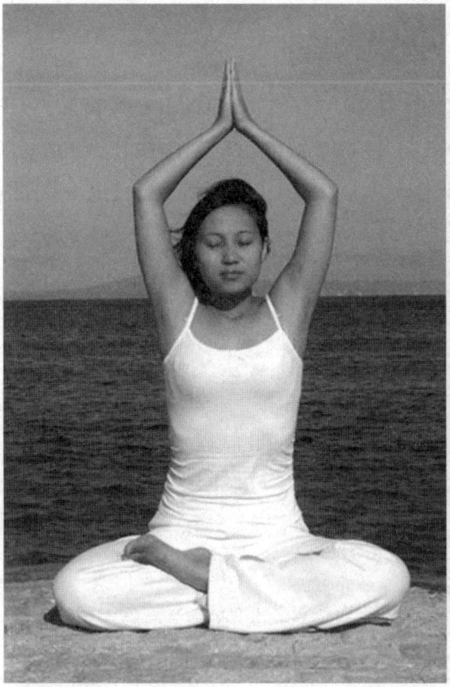
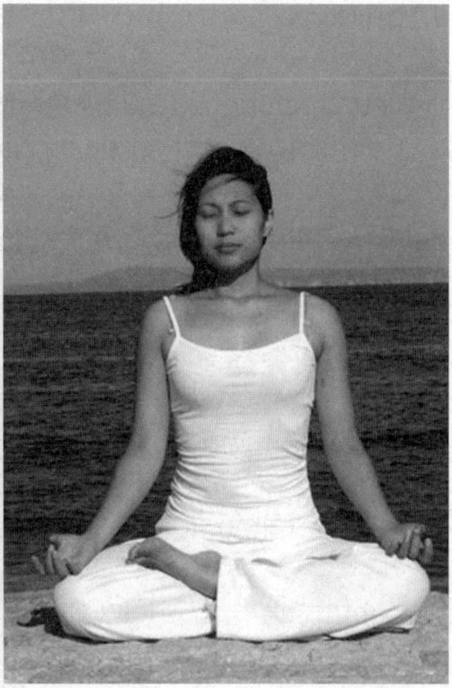

Ces exercices, très simples et à la portée de tous, font prendre conscience de tous les ressentis corporels et par là même de moins focaliser sur les acouphènes.

La relaxation qu'ils procurent détend en profondeur les systèmes musculaire et respiratoire, et par là même l'ensemble de l'organisme.

Le résultat final étant une équilibration. L'effet global du yoga est un renforcement de l'homéostasie physiologique et psychologique.

Cependant, seule la répétition et la régularité apporteront une efficacité maximale aux bienfaits de cette discipline et auront un effet hautement bénéfique sur le stress et sur la stabilisation, et qui sait, sur la diminution des acouphènes.

• L'HYPNOSE

Cette technique vieille comme le monde constitue la clef maîtresse qui nous permet de modifier ou corriger nos habitudes ou attitudes. Dans ce contexte, elle peut donner de bons résultats dans le traitement des acouphènes. Elle ne traite pas directement la cause physique mais accroît la capacité du patient à vivre avec, voire à les oublier en favorisant le phénomène de l'habituation.

Grâce à l'hypnose, les patients victimes d'acouphènes vont apprendre à « défocaliser » leur attention et à les gérer en les intégrant au lieu de les combattre et donc de les subir.

Comment y accéder? C'est le propos de l'hypnose ericksonienne de permettre au sujet d'entrer en communication avec son inconscient afin de mobiliser ses ressources et d'y puiser ses solutions.

Elle peut être réalisée par un médecin ou un psychologue. Le thérapeute induit un état modifié de conscience (EMC), entre veille et sommeil, en demandant au patient de se focaliser sur un point particulier : une image mentale, une sensation, une histoire, etc.

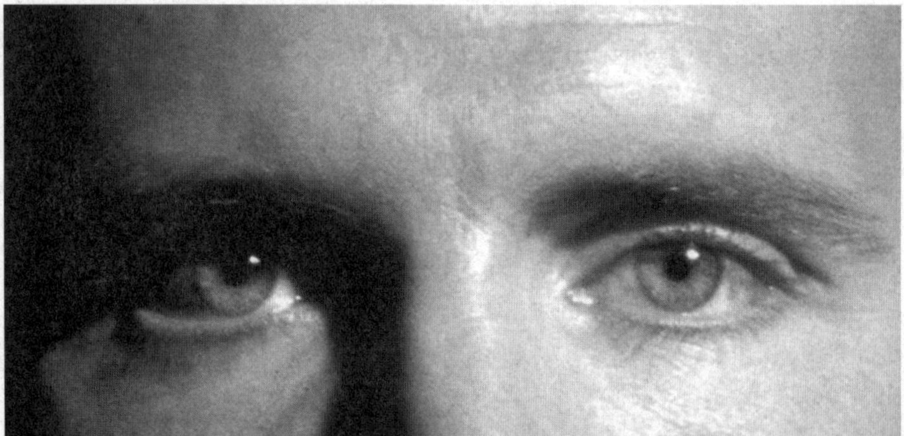

Le patient se retrouve dans un état particulier aux portes de l'inconscient qui lui permet de retrouver facilement ses souvenirs et d'analyser des sensations, dans un environnement qu'il perçoit comme déconnecté du temps et des sensations corporelles.

Cet état modifié de conscience s'obtient à partir de techniques très classiques, à savoir :

- Les suggestions (associations, métaphores, etc.).
- Un travail sur les représentations mentales.
- La dissociation entre le corps et le symptôme (le patient prend conscience des différentes parties de son corps).
- Le déplacement (Le patient va imaginer que les sons fantômes viennent de l'extérieur).
- La réinterprétation (Le patient va associer l'acouphène à une expérience positive).
- La relaxation.
- L'habituation.
- Etc.

Vous l'avez compris, il s'agit d'accompagner le patient là où il a envie d'aller, de suggérer des images ou des métaphores congruentes avec l'univers mental du patient, de le laisser se connecter avec ses sensations et ses émotions, de suggérer des associations nouvelles, parfois d'induire une confusion transitoire qui permet de se déconnecter de la logique consciente.

De multiples expériences ont montré que lors d'une séance d'hypnose, de très nombreuses fonctions étaient modifiées dans le sens de la régulation : rythme respiratoire et cardiaque, tension artérielle, spasmes, tonus sympathique et parasympathique, tonus musculaire, sensibilité auditive, etc.

C'est une très bonne alternative pour soigner les problèmes d'acouphènes mais aussi de vertiges et de dysphonie.

THÉRAPIES ÉNERGÉTIQUES

Ces dernières diminuent considérablement le stress, favorisant les liens qui existent entre le corps et le mental.

Leurs bienfaits sont nombreux :

- **Elles reposent et détendent** le système nerveux.
- **Elles stabilisent** les nerfs.
- **Elles stimulent** la circulation sanguine.
- **Elles aident** au fonctionnement normal des organes internes.
- **Elles stimulent** la vigilance et l'adresse.

• MÉDECINE HOLISTIQUE ET GUÉRISON

La médecine holistique repose sur le principe fondamental que, pour atteindre un état de mieux-être optimal, **le corps, l'âme et l'esprit doivent être en harmonie** et que les dimensions physiques, environnementales, émotionnelles, spirituelles et sociales de nos vies doivent être équilibrées.

En médecine holistique, qui dit « santé » dit « santé intégrale ». Il s'agit, en effet, d'intégrer le corps, la pensée et l'esprit afin de réaliser le plein potentiel de la nature humaine.

La maladie y est considérée comme un déséquilibre dans l'harmonie de l'individu, les interactions qui unissent le physique et le spirituel sont à la base des thérapies globales.

La médecine chinoise a élaboré à travers les siècles une approche qui met l'accent sur l'alimentation, l'exercice, l'hygiène de vie, l'harmonisation des activités avec celles des autres, l'adaptation à l'environnement, etc.

Le médecin, psychologue ou thérapeute qui se rapproche d'une approche holistique ne saurait donc se contenter de traiter un malade uniquement en fonction de ses symptômes apparents et d'essayer de trouver les causes de sa maladie en ne cherchant qu'à un seul niveau.

Dans le cas d'une maladie affectant l'organisme physique, par exemple, il se pourrait fort bien que ce désordre particulier représente la somatisation d'un problème émotif ou social.

Les thérapies holistiques visent la guérison de l'organisme sur tous les plans. Une des raisons pour lesquelles les thérapies holistiques ont vu le jour et ne cessent de se développer, c'est qu'aucun modèle conventionnel n'a été en mesure de répondre entièrement aux besoins de tout le monde.

Les thérapies aujourd'hui recommandées et pratiquées pour traiter les acouphènes sont de type énergétique.

Nous avons sélectionné pour vous les méthodes les plus connues pour lesquelles les effets sur le corps et le mental ne sont plus à démontrer.

• LES PRINCIPES DE BASE DE LA MÉDECINE CHINOISE

C'est en observant le monde qui les entourait que les Chinois ont imaginé une compréhension originale de l'Univers basée sur les concepts d'énergie, de mouvement dynamique (Yin/Yang) et sur l'interdépendance de l'être humain avec son environnement.

Ces concepts organisés sous forme de lois sont à la base de la théorie médicale chinoise et permettent de comprendre le fonctionnement de l'être humain dans ses aspects physiologiques et psychologiques.

Le premier concept, capital en médecine chinoise, c'est que tout est énergie dans l'Univers. Cette médecine s'intéresse aux mouvements chez l'être humain « vivant » : à ce dynamisme, cette énergie qui l'habite. La vie est mouvement, la mort, absence de mouvement.

La santé est définie comme l'harmonie des mouvements à l'intérieur du corps humain. Quand l'énergie abonde dans le corps, la pensée est claire et les réflexes vifs. Lorsque l'énergie manque, on se sent faible, lourd et sans vitalité.

Le deuxième concept part du principe que tout mouvement résulte des échanges entre deux forces opposées et complémentaires. Ces forces sont symbolisées par les termes chinois Yin et Yang.

Elles s'opposent et se complètent à la fois, exprimant le dynamisme de l'énergie. L'expansion, le mouvement, la lumière, l'agitation, la chaleur sont Yang. Le repli, l'inertie, l'obscurité, le calme, le froid sont Yin.

À la lumière et à l'activité Yang succèdent l'obscurité et le repos Yin. Le Yin doit succéder au Yang et le Yang au Yin ; ainsi l'équilibre est préservé et l'énergie vitale naît de cette harmonie.

Symboles chinois du Yin et du Yang

陰

陽

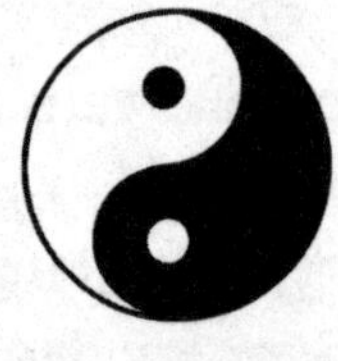

Si la force Yang domine, le métabolisme s'emballe et l'énergie circule trop vite ; la personne est agitée et peut souffrir de palpitations, d'insomnie ou être irritable. Si la force Yang est insuffisante, l'appétit est faible et la personne risque d'être frileuse et fatiguée.

L'être humain s'adapte constamment à son environnement pour survivre. Les Chinois classifient l'univers en cinq éléments (Bois, Feu, Terre, Métal, Eau), chacun étant associé à un mouvement énergétique et à un organe vital (Foie, Cœur, Rate/Pancréas, Poumon, Rein).

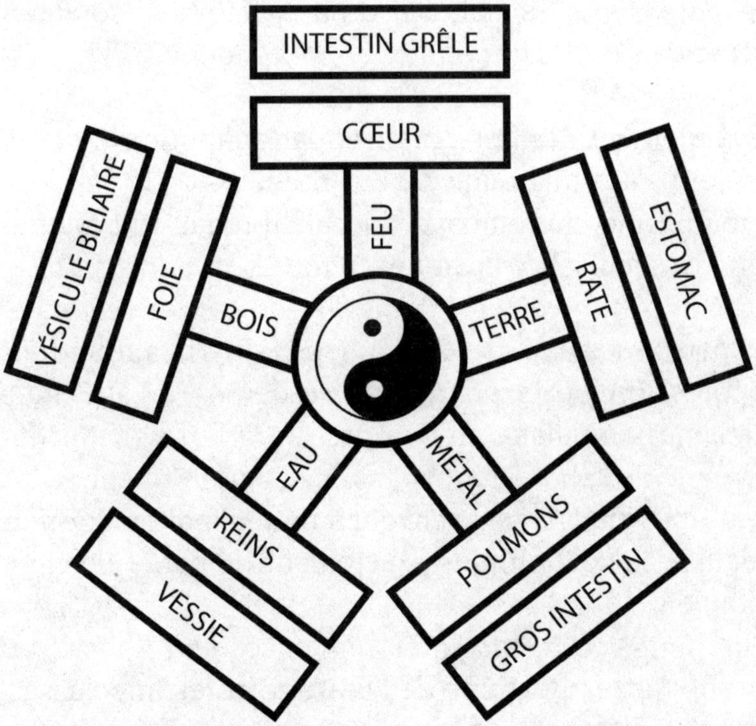

Le Bois par exemple, mouvement d'expansion, symbolise la naissance et donc le printemps et tout ce qui lui correspond (la couleur, la germination, le renouveau).

L'élément Eau dans notre corps (l'énergie de Mercure, le Nord, l'hiver) s'enracine dans les deux organes des Reins et de la Vessie.

La fonction des Reins englobe les glandes surrénales, ainsi que tout l'appareil génital (ovaires, utérus, vagin chez femmes, pénis et testicules chez les hommes).

Ces deux viscères, Reins et Vessie commandent la physiologie d'un organe des sens, l'oreille et par conséquent l'audition. Ils gouvernent également les os, la moelle épinière et le cerveau. Sont aussi sous le contrôle du Rein les dents et tout ce qui s'y rapporte.

Le diagnostic repose donc sur cette théorie des Cinq Éléments qui s'est avérée d'une efficacité sans précédent. Selon que l'on soit tel ou tel type, les maladies dont on risque de souffrir seront différentes.

Généralement, les personnes appartenant au type Eau-Yang sont sujettes aux migraines ou aux douleurs de la nuque, à l'angine de poitrine, au lumbago, au calcul rénal, aux cystites, aux hémorroïdes, aux abcès cutanés.

Les personnes appartenant au type Eau-Yin auront tendance à la dépression, aux syncopes, aux œdèmes, à l'anémie et aux rhumatismes articulaires.

Aussi, chaque élément renvoie à un registre émotionnel particulier. Il est question plus exactement de parler de cinq états émotionnels.

Faisant partie intégrante de l'unité corps/esprit, classés dans l'ordre des 5 éléments, ils sont liés à un organe :
• la **colère** au **foie** • la **joue** au **cœur** • le **souci** à la **rate**
• la **tristesse** au **poumon** • la **peur** au **rein**.

Pour la médecine chinoise, tout déséquilibre psychique est directement observable dans les manifestations visibles de l'organe en regard. Il retentit donc sur le plan physiologique.

Inversement, tout problème physiologique se rattache à un problème psychique.

En médecine traditionnelle chinoise, les acouphènes ont principalement deux origines énergétiques : **le rein et le foie**.

Le rein gouverne l'oreille et un trouble de l'énergie de cet organe pourra, par ricochet, avoir une incidence sur tous les troubles auditifs mais aussi sur les vertiges.

Ces troubles s'accompagnent généralement de fatigue générale, frilosité, transpiration, perte de mémoire, manque de concentration. Les acouphènes sont accrus en période de surmenage ou en cas d'angoisse trop prononcé. Les émotions associées au rein sont la peur, la frayeur, le trac, l'appréhension.

Au-dessus de l'oreille passe le méridien de la vésicule biliaire, elle-même liée au foie dans sa régulation énergétique. Le foie régit les vaisseaux et filtre le sang.

En cas de blocage d'énergie, surviennent les acouphènes qui seront plutôt de nature aiguë, accompagnés de vertiges et de palpitations.

Les émotions associées au foie sont la colère, la colère rentrée, la frustration, le ressentiment, l'amertume et la rancune.

• L'ACUPUNCTURE

D'après une étude présentée à l'occasion du Medec 2008, **l'acupuncture donnerait de très bons résultats en matière de guérison des acouphènes :** 48 % des patients seraient guéris ou constateraient une amélioration significative de leur état au bout de six séances.

Cette médecine utilisée depuis des temps ancestraux vise à prévenir et régulariser les déséquilibres du corps et du mental par l'introduction de fines aiguilles métalliques à certains endroits du corps.

En cas de stress, de variations climatiques, d'émotions fortes, de facteurs environnementaux défavorables, le flux d'énergie peut être perturbé. Le déséquilibre s'installe et apparaît sous forme de maux.

Le champ de l'acupuncture est large : fatigue, faiblesse, migraines, problèmes respiratoires, circulatoires, urinaires, oculaires, auditifs, etc.

Dans le cas de personnes souffrant d'acouphènes, l'acupuncture va s'intéresser à l'acouphénique et non à l'acouphène.

En pratique, l'acupuncteur utilise des aiguilles fines qu'il place judicieusement au niveau des méridiens. Les meilleurs résultats sont obtenus dans les premiers jours. Un minimum de dix séances répétées six mois après semble donner de bons résultats.

Avant toute chose, il faut savoir que pour la médecine chinoise, un point d'acupuncture est un endroit où l'énergie va être concentrée et accessible.

Il existe des points qui sont situés sur des méridiens et d'autres qui ne le sont pas. Les points sont localisés par rapport à des repères anatomiques ou par leurs situations par rapport à un système de découpage du corps en proportion.

Un méridien est un trajet corporel emprunté par le sang et l'énergie. Chaque méridien est relié à un organe (foie, rein, rate, poumon, etc.), à une entraille (vésicule, intestin grêle, vessie, etc.), à une fonction (maître cœur, triple réchauffeur), à une

Les 14 méridiens d'acupuncture

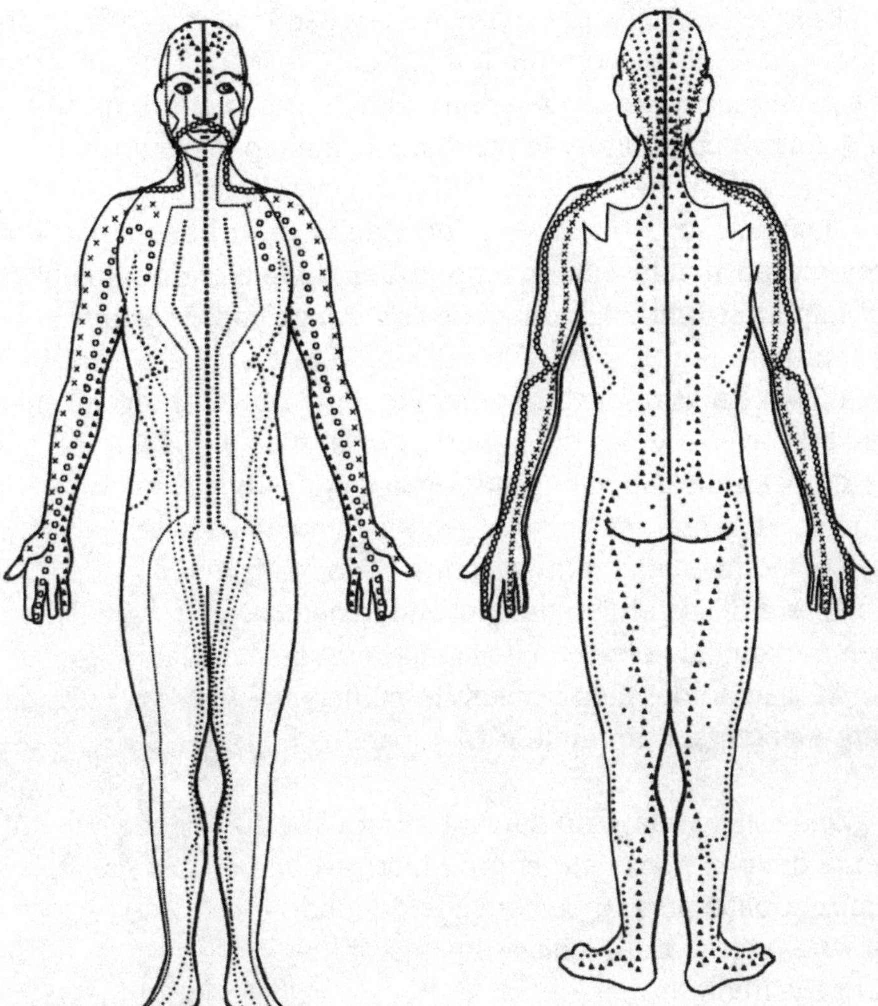

- P : méridien Poumon
- G : méridien Gros Intestin
- C : méridien Cœur
- IG : méridien Intestin Grêle
- MC : méridien Maître cu Cœur
- TR : méridien Triple Réchauffeur
- RP : méridien Rate-Pancréas
- E : méridien Estomac
- R : méridien Rein
- V : méridien Vessie
- F : méridien Foie
- VB : méridien Vésicule Biliaire
- VC : méridien Vaisseau Conception
- VG : méridien Vaisseau Gouverneur

réserve d'énergie (vaisseau gouverneur, conception, merveilleux vaisseaux).

Il existe 14 méridiens et chacun d'eux permet à l'organe/entraille auquel il est lié de communiquer avec le reste de l'organisme et c'est ce qui explique que l'on peut avoir une action interne en piquant un point situé au pied ou à la main par exemple.

Dans le cadre des acouphènes, **deux méridiens nous intéressent particulièrement, le méridien du foie et du rein** qui, en déséquilibre, provoqueraient de tels symptômes.

Le but de l'acupuncture est de rétablir la circulation de l'énergie au travers de ces deux méridiens afin de soulager l'organe atteint et limiter la manifestation des symptômes.

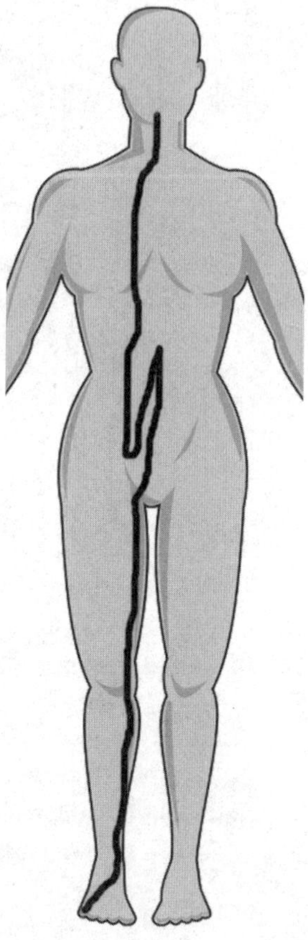

Le méridien du rein ci-contre, débute sous le petit orteil, se dirige obliquement vers la plante du pied et passe sous la tubérosité scaphoïde, puis derrière la malléole interne pour aboutir au talon.

De là, il remonte en suivant la face interne de la jambe et sur le bord interne du creux poplité, puis sur le bord postérieur de la face interne de la cuisse jusqu'à la colonne vertébrale.

Puis, il se dirige aux reins et donne une branche à la vessie. Sortant du rein, le tronc principal se dirige, en traversant le foie et le diaphragme vers les poumons, enfin, il remonte en longeant la gorge pour se terminer à la base de la langue.

Une autre branche se détache du tronc principal au niveau des poumons pour se tenir au cœur et va se terminer dans la poitrine pour se relier au méridien du maître du cœur.

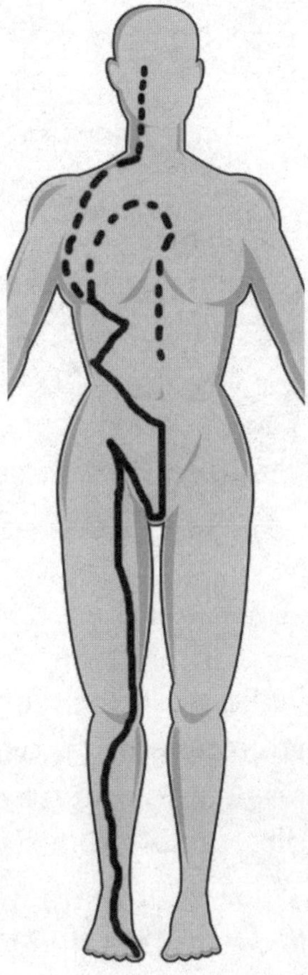

Le méridien du foie ci-contre, commence du dos du gros orteil, passe par le point situé en avant de la malléole interne et monte au-dessus de la malléole interne pour s'entrecroiser avec le méridien de la rate.

Il remonte de là derrière le méridien de la rate, en suivant la face interne du genou et celle de la cuisse pour entrer dans les poils du pubis et contourner les organes génitaux externes.

De là, il remonte jusqu'au bas-ventre, en passant près du méridien de l'estomac et se dirige vers le foie auquel il appartient et il donne une branche à la vésicule biliaire.

Il traverse en haut du diaphragme, se répartit sur le côté latéral du corps. Ensuite, il longe le bord postérieur de la gorge et se relie avec l'œil.

Puis il atteint le front et va rencontrer le Vaisseau Gouverneur au vertex. La branche collatérale de l'œil descend sur la joue pour contourner les lèvres. La branche collatérale du foie, partant du foie, traverse le diaphragme et entre dans les poumons pour rejoindre le méridien des poumons.

Dans la pratique, l'acupuncteur peut utiliser différentes méthodes de puncture et différentes fonctions des points d'acupuncture pour, par exemple, tonifier les vides, disperser les énergies perverses, désobstruer les méridiens, faire circuler le sang et l'énergie, régulariser le Yin et le Yang.

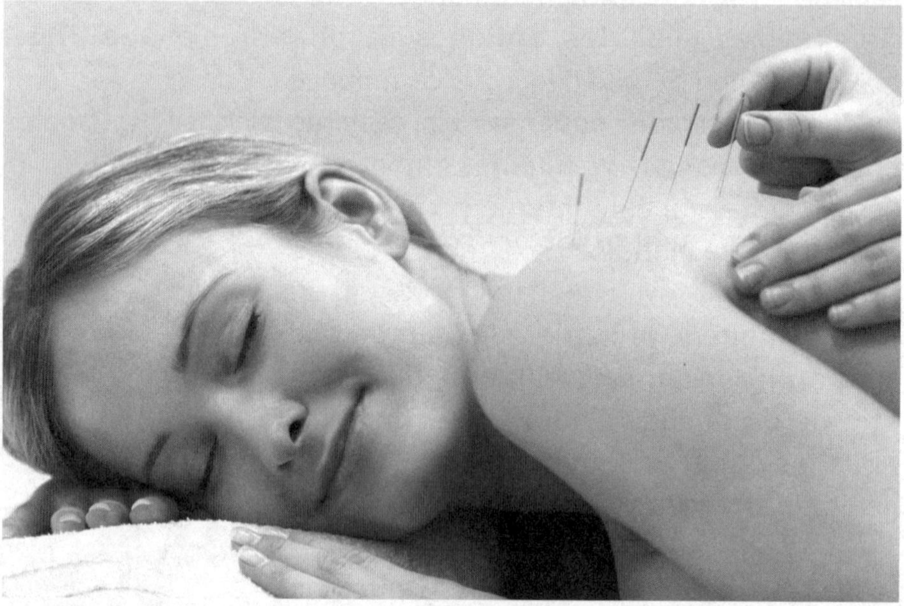

Pour piquer, il utilise des aiguilles métalliques : l'or ou le cuivre tonifient ; tandis que l'argent et le fer calment. Ces aiguilles, dont la longueur varie de 1 à 3 centimètres, sont enfoncées directement dans la peau.

La plupart du temps ce n'est pas douloureux. Le temps pendant lequel elles restent en place et la façon de les mettre ou de les retirer (rapidement ou en les vrillant) dépend des effets recherchés.

• La réflexologie plantaire

Cette discipline consiste à appliquer une pression sur différentes zones plantaires pour traiter différents troubles. Chaque zone réflexe correspond à un organe, une glande ou une partie du corps qui se projetterait sur la plante des pieds.

On compte près de 92 points réflexes sur les pieds qui correspondent aux 10 principales zones plantaires : **les zones nerveuses, lymphatiques, digestives, motrices, endocrines, circulatoires, génitales, optiques, respiratoires et auditives.**

On peut donc distinguer sur une carte du pied les principales zones suivantes :

- La colonne vertébrale s'appuie sur le bord médial des pieds.
- Le crâne, le système nerveux et sensoriel se localisent dans les orteils.
- La cage thoracique, les poumons et le cœur se situent au niveau des métatarses.
- L'abdomen, les intestins et les reins au niveau du tarse antérieur.
- Le bassin et les organes génitaux au niveau des chevilles.

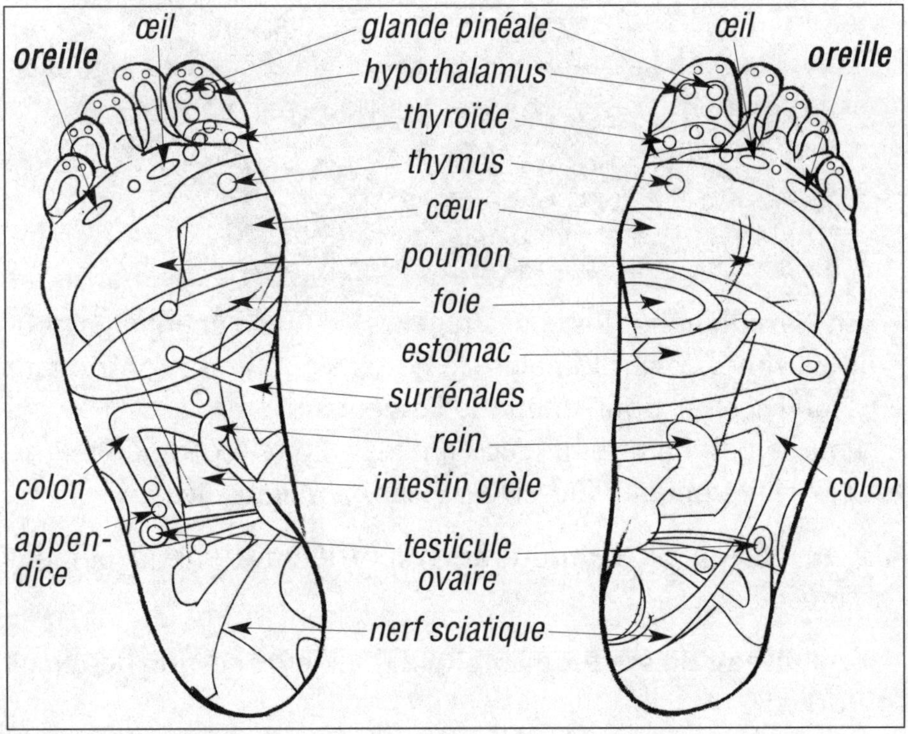

La réflexologie plantaire s'avère très efficace sur les acouphènes, l'asthme, l'arthrite, le bégaiement, les calculs biliaires, la constipation, le diabète, les hémorroïdes, l'hypertension ainsi que sur la migraine, la sciatique, le psoriasis, la scoliose ou le lumbago.

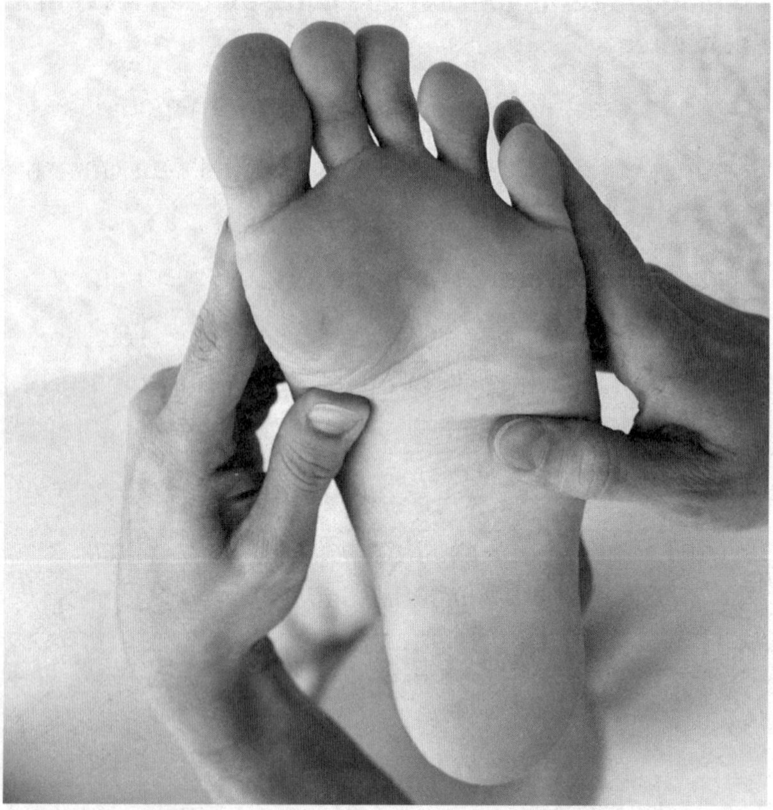

En travaillant sur les zones réflexes, le flux d'énergie parcourant les zones longitudinales du corps s'équilibre, contribuant ainsi au bon fonctionnement de l'organisme.

Pour le patient atteint d'acouphènes, cette technique réflexe est particulièrement efficace car elle agit à deux niveaux :

- **Au niveau du système nerveux** (détente et relâchement musculaire)
- **Au niveau du système limbique** (meilleure gestion des émotions)

L'un des plus grands bienfaits de la réflexologie, c'est la relaxation. Le traitement participe d'une démarche holistique et soulage les symptômes dus au stress. Son action équilibrante améliore l'état de santé en s'attaquant aux causes profondes.

Cette amélioration de l'état physique se répercute sur le psychisme, créant un sentiment de bien-être qui peut à son tour réduire le stress et prévenir la maladie.

Enfin, ce traitement apporte une attitude plus positive rendant le patient capable d'affronter le stress et tous les problèmes de santé qui lui sont liés.

Dans le cas d'acouphènes, il est conseillé de stimuler les points particuliers des reins et du foie ou tout du moins repérer si ces points sont sensibles, signe qu'il y aurait un dysfonctionnement.

Aussi, il est conseillé de stimuler certains points réflexes du système nerveux et du système auditif.

Zones reflexes du système nerveux

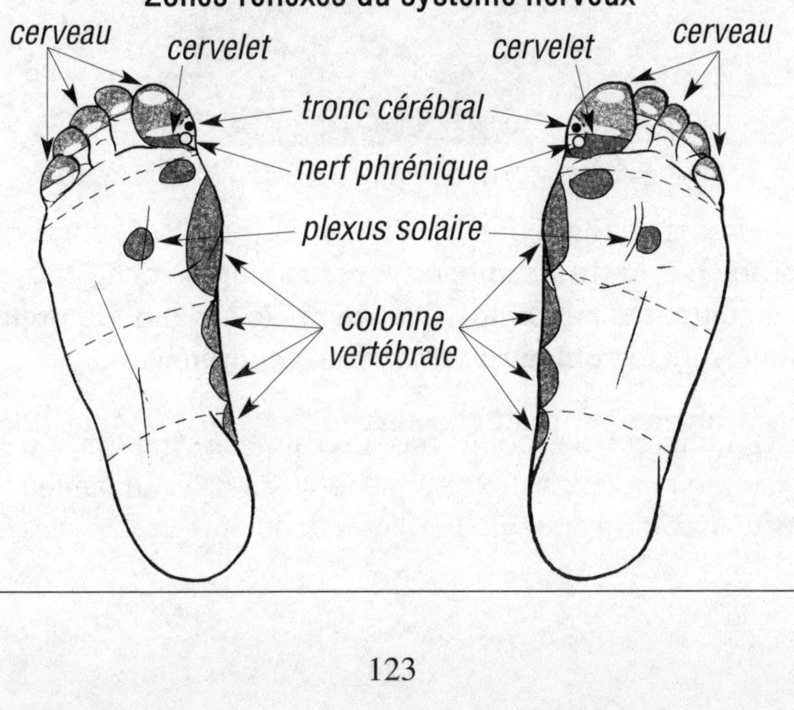

• LA RÉFLEXOLOGIE FACIALE

Il s'agit d'une méthode qui soulage les maux et les douleurs en stimulant les points réflexes du visage.

Parce qu'il est très proche du cerveau et pourvu de nombreuses terminaisons nerveuses, le visage centralise toutes les zones réflexes du corps et se trouve être le miroir expressif des douleurs.

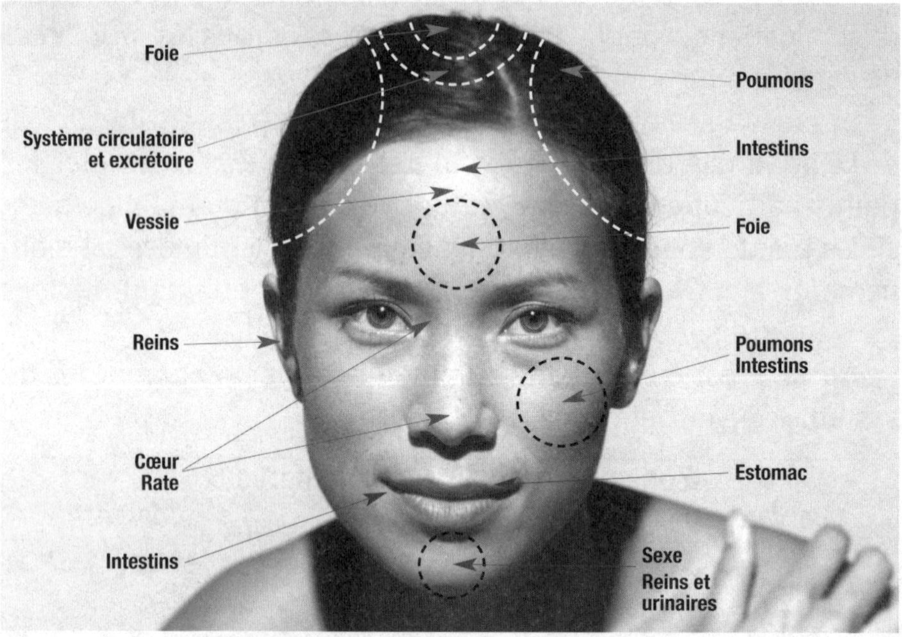

Notre visage témoigne de notre santé. Tous les organes y sont représentés

Les soins se font par stimulation des points correspondant au problème. Cette discipline est particulièrement efficace **pour lutter contre les migraines, l'insomnie, la fatigue, les douleurs oculaires, les problèmes ORL et les acouphènes.**

La stimulation des points réflexes calme le symptôme, détend le système nerveux, relance les énergies et dynamise les fonctions du corps.

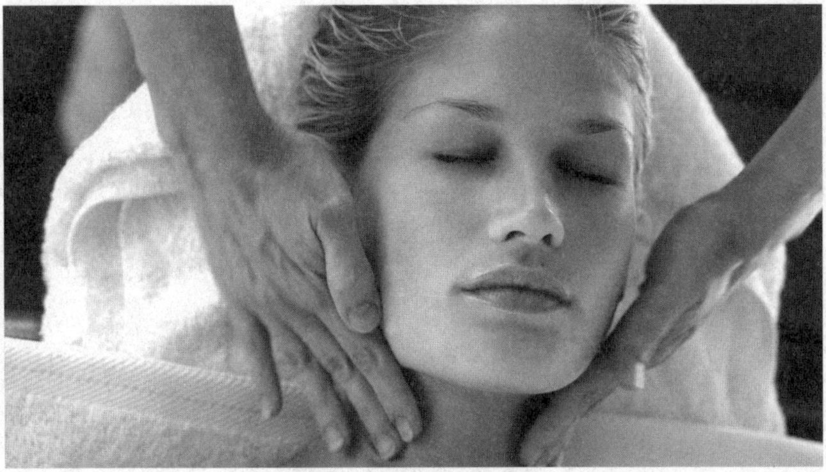

Les résultats sont rapides car le visage est très sensible du fait de sa proximité des centres nerveux du cerveau.

En cas de douleur chronique, il est également possible d'utiliser des aiguilles comme en acupuncture. Certains praticiens peuvent utiliser un bâton de bois ou de cristal.

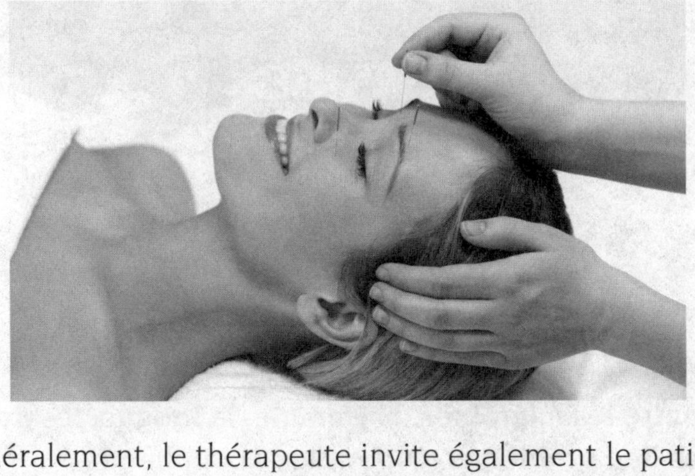

Généralement, le thérapeute invite également le patient à se prendre en charge **en lui indiquant le traitement à employer à domicile.**

Il suffit à chacun d'apprendre une dizaine de points réflexes du visage pour être capable de traiter un acouphène.

• L'OSTÉOPATHIE

Cette thérapie manuelle vise à rétablir le mouvement et l'équilibre des différents tissus de l'organisme. Deux lois fondamentales régissent cette discipline :

- Il existe une intégrité de structure : Tous les tissus sont liés les uns aux autres quels qu'ils soient.
- L'organisme possède un système de maintien de son homéostasie.

Ces deux notions se résument par la célèbre phrase : « la structure gouverne la fonction ». Par différents tests de mobilité articulaire (vertébrale et périphérique), viscéral et crânien, l'ostéopathe évalue l'état des différents systèmes du corps humain et leurs interrelations pour découvrir la ou les causes du problème du patient et restaurer ainsi un état harmonique.

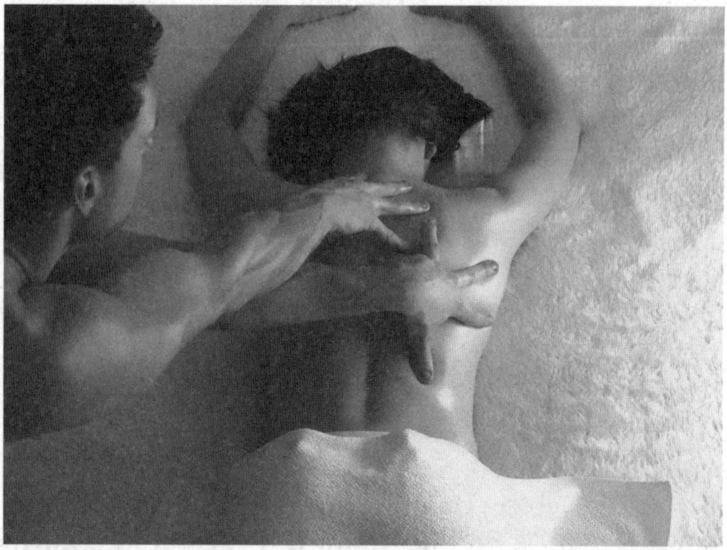

L'acouphénie y trouve sa place puisque la théorie veut que toute lésion structurelle perturbe une ou plusieurs des fonctions physiologiques : c'est le cas par exemple de la compression d'une artère vertébrale par une artère cervicale.

L'oreille est alors moins bien irriguée en sang et une ischémie se développe aux dépens des cellules cochléaires.

Les critères à retenir lors d'acouphènes pouvant être traités par ostéopathie sont :

- Une modification des acouphènes lors du changement de position de la tête.
- L'unilatéralité du phénomène acouphénique.
- Des acouphènes juvéniles avec performance auditive normale.

Dans ce cas, on peut envisager 12 % de succès.

Nous sommes de plus en plus nombreux à recourir aux médecines alternatives et complémentaires. Du coup, la science s'y intéresse de près et invente de nouveaux modèles pour expliquer la santé, la maladie, la guérison.

La psycho-neuro-immunologie dénonce aujourd'hui les dangers du stress et insiste sur le bénéfice des émotions positives.

Des méthodes très élaborées mettent en évidence la mémoire émotionnelle du corps. L'ostéopathie agit sur la « structure », le yoga mobilise les mécanismes réparateurs de l'organisme.

L'acupuncture produit de véritables effets sur le cerveau. La relaxation, la méditation, l'hypnose pour ne citer que celles-ci sont étudiées en laboratoire de neurosciences.

Le progrès en matière de traitement des acouphènes n'est plus à prouver. **Les échanges entre médecines alternatives et allopathiques sont un pas vers la guérison.**

Aussi, il est important de rappeler que **chacun de nous possède d'importantes capacités de prévention et de guérison.**

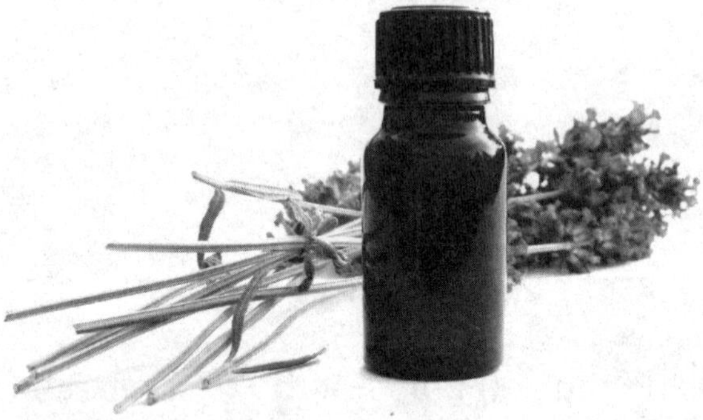

AUTRES TRAITEMENTS ET CONSEILS PRATIQUES

IL EST URGENT D'APPRENDRE, dès le plus jeune âge, qu'entretenir sa santé physique et mentale par des actions quotidiennes est aussi important que de se brosser les dents, manger adéquatement et se tenir en bonne forme physique.

Avoir une bonne forme mentale, c'est développer la capacité d'être le plus souvent possible en contact avec soi, les autres et la vie, et être capable de réagir.

Bien qu'il soit impossible d'exercer un contrôle parfait sur le cerveau, il existe plusieurs méthodes qui peuvent nous aider à nourrir une certaine énergie vitale, à maintenir son fragile équilibre et à optimiser sa santé mentale et physique.

Nous proposons ici de vous présenter les conseils les plus avisés pour prévenir les acouphènes mais aussi les traiter en profondeur.

Lorsque celui-ci est installé, la conduite à tenir repose sur des règles à suivre en priorité :

- **Pratiquer** une hygiène sonore.
- **Modifier** ses habitudes alimentaires.
- **Pratiquer** une activité sportive.
- **Réduire** le niveau de stress en utilisant des méthodes naturelles.

PRATIQUER UNE HYGIÈNE SONORE

Nous l'avons vu, **les traumatismes sonores sont un véritable fléau à notre époque** et touchent toutes les générations.

Le baladeur à long terme et les concerts où la législation n'est pas respectée causent de nombreuses victimes.

Combien de personnes ayant des acouphènes ont vu leur sifflement augmenté suite à une sortie en boîte de nuit ?

Nous savons aujourd'hui qu'un lycéen sur dix présente un déficit auditif parfois irréversible, majoritairement dû à un traumatisme sonore lié à l'écoute de la musique amplifiée.

Aussi, les nuisances sonores sont fréquentes dans le monde du travail. 35 % des personnes en activité professionnelle considèrent que le niveau sonore de leur environnement de travail est élevé ou trop élevé.

En règle générale, tout le secteur de l'industrie est considéré « à risque », à cause de la promiscuité avec des moteurs et des machines. Les secteurs du BTP et du transport sont aussi particulièrement exposés au bruit.

Quatrième cause de maladie professionnelle en France, le bruit est reconnu légalement en tant que risque professionnel.

Selon le docteur Alain Londero, ORL à l'hôpital Georges Pompidou, « *le problème est clair, dans les secteurs de l'industrie et de la chaudronnerie, mais aussi pour les employés exposés huit heures par jour aux fréquences des ventilations, extracteurs ou ordinateurs* ».

Le bruit devient un enjeu environnemental car il a un impact lourd, du fait de ses conséquences pour la santé, le stress et la qualité des relations au sein d'un groupe.

La consommation de produits pharmaceutiques est très forte en France pour dormir ou lutter contre le stress, et le bruit porte sa part de responsabilité : « *Vingt pour cent des Français ont des troubles du sommeil. Beaucoup d'insomniaques le sont parce que leur environnement est déstructurant... Et pourtant on leur donne souvent des médicaments hypnotiques sans intervenir sur cette véritable cause* » explique Pierre Philip, chercheur au Centre du sommeil français.

Perçu au niveau du système nerveux central, le bruit est un facteur de stress et de fatigue. L'Organisation Mondiale de la Santé précise que le bruit peut compromettre la qualité du travail et provoquer des changements de comportement social.

Du côté scientifique, peu de questions restent encore en suspens. Le bruit crée des troubles endocriniens : le taux d'hormones révélateur de l'état de nervosité s'amplifie.

Cette libération chronique d'adrénaline ou surtout de cortisol et de catécholamines tend finalement à faire baisser les défenses immunitaires du corps.

Quand au risque cardio-vasculaire, les cas d'infarctus du myocarde augmentent dès que le bruit dépasse 60 dB.

LES PRÉCAUTIONS FACE AU BRUIT

Les remarques précédentes sont la conséquence de notre mode de vie. Nous évoluons dans un environnement bruyant qui met notre audition en péril.

Et si nous pensons souvent à protéger notre peau ou nos yeux, nous n'avons pas acquis ce réflexe pour préserver nos oreilles.

Pour les acouphéniques il est conseillé d'éviter les lieux bruyants ou de se protéger de manière efficace lors de l'exposition (boules Quies, bouchons en mousse).

Inversement, il est souhaitable aussi d'éviter les endroits trop silencieux afin que toute l'attention ne se porte pas sur les acouphènes.

Aussi, avant de consulter un médecin ORL il est important d'évaluer votre qualité auditive et surtout les signes avant coureurs d'une possible perte auditive :

- Parler trop fort.
- Faire répéter les personnes avec qui vous échangez.
- Tendre l'oreille pour entendre.
- Ne pas suivre une conversation.
- Écouter toujours de la même oreille.
- Répondre à retardement.
- Sembler morose, indifférent.

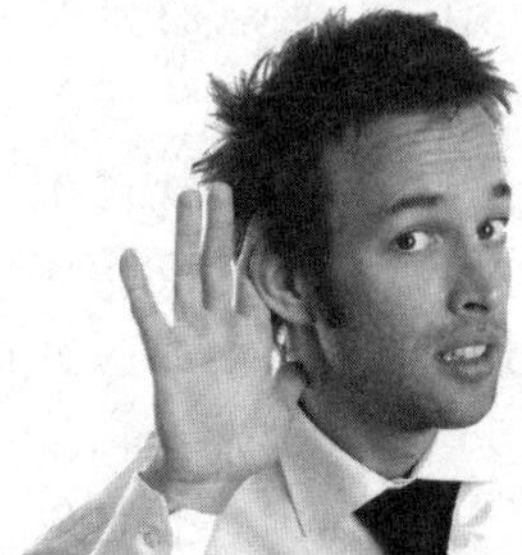

- Penser que les personnes mangent leurs mots.
- Avoir du mal à entendre au téléphone.
- Monter sans cesse le volume de la radio ou télévision.

L'organisation Mondiale de la Santé mentionne que les pressions acoustiques ne devraient jamais excéder 140 dB pour les adultes, et 120 dB pour les enfants. Voici quelques exemples de mesures en décibels (dB) :

- Bruissement d'une feuille : 10 dB.

- Réfrigérateur : 40 dB.

- Voix parlée : 60 dB.

- Autoroute : 75 dB.

- Outils électriques : 85 à 113 dB.

- Tondeuse à gazon : 90 dB.

- Musique dans les cours d'aérobie : 89 à 96 dB.

- Musique dans les boîtes de nuit : 90 à 110 dB.

- Sirène : 100 dB.

PRÉSERVER NOS TYMPANS

Nos oreilles sont donc menacées de lésions irréversibles sans que l'on puisse s'en apercevoir. Les baladeurs font l'objet d'une réglementation limitant leur puissance à 100 dB. Néanmoins, les dangers persistent.

Pour quelles raisons ? Entre 85 et 100 dB, le niveau sonore est quand même dangereux si le baladeur est écouté quotidiennement ou pendant plus d'une heure.

Surtout si on écoute de la musique de type techno ou rap qui présente peu de silence et dont l'écart maximum entre les sons forts et faibles est souvent inférieur. Cela laisse peu d'occasion à l'oreille de se reposer.

Les casques sont aujourd'hui de plus en plus performants et reproduisent mieux les aigus. À niveau sonore égal, ces fréquences font plus de ravages que les graves et les médiums.

En achetant un casque plus sensible, on peut augmenter la puissance et atteindre facilement 110 à 120 dB. À ce niveau, une minute d'exposition par jour suffit pour faire des ravages.

Même si les baladeurs sont normalisés, pensez donc à ne pas en abuser. Limitez votre temps d'écoute. Faites des pauses de 5 minutes pour reposer vos oreilles.

Dans les lieux bruyants type concert ou boîte de nuit, le son peut atteindre des niveaux dangereux et faire aussi des ravages sur le système auditif.

Si le bruit ambiant est tel qu'une personne située à un mètre de vous doit crier pour se faire entendre, c'est que vous êtes dans un environnement sonore à risque. Ce test est d'ailleurs tout aussi valable pour évaluer le réglage sonore du baladeur.

Sinon faîtes des pauses régulières dans les lieux où le niveau sonore est inférieur à 85 dB. Tout soufflement ou bourdonnement doit être interprété comme une demande immédiate de repos.

Vous pouvez aussi porter des bouchons d'oreille. Moulés sur mesure par des audioprothésistes si vous êtes exposés souvent à de situations bruyantes.

Enfin, vous avez davantage de sens de subir un traumatisme auditif lorsque vous êtes enrhumé, que vous avez bu, que vous êtes sous l'effet de drogue ou d'un médicament. Soyez particulièrement vigilant.

RESPECTER UNE HYGIÈNE ALIMENTAIRE

Les conseils de base qui vous sont présentés sont tout à fait conciliables avec les notions de plaisir de la table.

Sachez qu'aucun aliment n'est pas en lui-même diabolique. Si l'on conseille d'éviter la consommation excessive ou de limiter la prise de certains aliments, il ne s'agit pas ici d'en interdire la consommation.

Simplement, il faut savoir que la cause profonde de l'ensemble des maladies est pratiquement toujours la même : **un déficit en fruits et légumes, une alimentation trop riche en sucres, graisses et autres nourritures industrielles.**

Ce constat des méfaits de la « mal-bouffe » ou « junk food » est présent dans toute la littérature médicale.

Même si les dérapages d'un jour n'ont pas de conséquence et peuvent être rattrapés les jours suivants, c'est bien plus la répétition de mauvaises habitudes alimentaires au quotidien qui crée des situations à risque.

S'interroger sur son comportement et ses conditionnements alimentaires est donc essentiel et chacun de nous a le pouvoir et la liberté d'agir sur sa santé par son alimentation, une démarche responsable de prévention à la portée de tous, tout comme s'arrêter de fumer et pratiquer une activité physique régulière.

• MANGER ÉQUILIBRÉ ET DIVERSIFIÉ

Pour prévenir tout type de carence ou autre déficience et jouir d'une alimentation équilibrée, il est primordial de varier au maximum son alimentation en piochant dans l'ensemble des groupes alimentaires existants :

❍ **Fruits et légumes :** il est recommandé de manger au moins 5 fruits et légumes par jour. Riches en vitamines, fibres et minéraux, ils protègent notre corps et préviennent des maladies cardiovasculaires et du cancer.

❍ **La viande** contient des protéines, matériau de base de notre corps. Riche également en lipides (en particulier la viande rouge), il est conseillé d'en consommer 2 fois par semaine de préférence au déjeuner. Privilégier les viandes maigres qui ont meilleure réputation (volailles) et qui peuvent être consommées trois fois par semaine. Attention aux modes de cuisson. Les viandes ne doivent pas être grillées trop brutalement pour éviter la formation de dépôts chimiques. **Éviter d'ajouter** des matières grasses d'origine animale (beurre, crème). **Éviter les charcuteries** qui ne présentent pas de valeur nutritionnelle particulière.

❍ **Le poisson** contient autant de protéines que la viande et doit être consommé au moins deux fois par semaine. Les graisses contenues dans le poisson (en particulier certains acides gras polyinsaturés oméga-3) pourraient avoir un effet protecteur vis-à-vis de certains cancers.

❍ **Les œufs** sont une excellente source de protéines, les œufs peuvent être consommés trois ou quatre fois par semaine.

❍ **Le pain et les céréales** ne font pas grossir. Ils devraient être consommés régulièrement à chaque repas grâce à leur apport en vitamines B et en magnésium. **Les aliments céréaliers** ou aliments d'origine céréalière (riz, semoule, pâte) permettent de profiter des bienfaits d'une alimentation équilibrée grâce aux fibres qu'ils contiennent : régulation du transit, développement de la flore intestinale utile... Les légumes secs (lentilles) sont riches en fibres et apportent de l'énergie. Ils devraient, au même titre que les féculents, être présents dans vos repas principaux.

❍ **Les fruits** permettent de réduire notablement les risques de certains cancers. Consommez au moins deux ou trois fruits par jour. Crus ou cuits, ils constituent un très bon dessert car n'apportent que très peu de calories. Aussi, les fruits sont consommables en dehors de repas, en cas de petite faim.

❍ **Les laitages** sont notre principale source de calcium et notre corps a besoin de 1 g de calcium par jour. Attention cependant. Il faut savoir que **certains yaourts contiennent des matières grasses**. Prenez garde aussi aux yaourts aux fruits qui contiennent des sucres ajoutés. Consommez au moins trois produits laitiers par jour (lait, yaourt, fromage).

❍ **Le beurre et la crème** sont riches en graisses animales et en cholestérol, ils sont à limiter le plus possible. Il est préférable de les consommer crus plutôt que cuits.

❍ **Les huiles** sont indispensables à l'organisme car protectrices vis-à-vis des maladies cardio-vasculaires et de certains cancers. Il est préférable de varier les types d'huiles et de les utiliser quotidiennement pour les assaisonnements et les cuissons (à la place du beurre). **Privilégiez les huiles d'olive et de colza.**

❍ **Les produits et boissons sucrés:** Dans une alimentation équilibrée, on peut consommer l'équivalent de quatre sucres par jour, de même qu'une à deux cuillers à café de confiture ou de miel, sur le pain le matin ou dans un yaourt. Le tout est de ne pas se faire piéger. Les boissons sucrées sont à consommer en quantité raisonnable si pas de surpoids.

❍ **L'alcool** doit être limité: 1 à 2 verres de vin par jour.

• RÉPARTIR SON ALIMENTATION DANS LA JOURNÉE DE FAÇON APPROPRIÉE

Répartir son alimentation au cours de la journée est fondamental pour équilibrer ses apports énergétiques.

Mais chacun des 3 repas n'a pas la même fonction. Parce que le cerveau, les muscles, et l'ensemble du corps sont sollicités différemment au fil de la journée, il est nécessaire de leur apporter l'énergie en quantité nécessaire selon la période de la journée.

Un apport énergétique équilibré s'opère donc en plusieurs repas :

- **Le petit-déjeuner.** Premier repas de la journée, il apporte à l'organisme l'énergie nécessaire à la matinée et le redynamise après la nuit passée sans le moindre apport. À double titre, il est donc essentiel pour notre équilibre. Lors de ce repas, un apport varié est recommandé – pains, céréales, fruits... Sans cet apport nécessaire, les effets s'en ressentiront rapidement au cours de la matinée – déconcentration, malaise...

- **Le déjeuner.** Ce repas apporte l'énergie de la période la plus active de la journée. À la maison ou encore dans les restaurants d'entreprises, il n'est pas difficile d'équilibrer son alimentation grâce à une variété de plats et une richesse d'aliments. Un fruit en dessert saura toujours vous apporter le plein de vitamines.

- **Le dîner.** Dernier repas de la journée, souvent convivial, il doit apporter à notre corps les éléments énergétiques nécessaires pour la nuit. Cependant, il est préférable de manger plus légèrement qu'au déjeuner et de savoir rester modéré.

- **Qu'en est-il du goûter?** Ce dernier n'est pas forcément à bannir de votre journée, tant qu'il ne constitue pas un apport excédentaire par rapport à votre apport énergétique journalier, il peut permettre de lutter contre les grignotages néfastes et ainsi stabiliser le poids. Le dîner devra être alors équilibré en fonction de l'apport énergétique du goûter.

- **Quoi qu'il en soit,** il est essentiel de ne pas sauter de repas si l'on souhaite avoir une alimentation équilibrée. En effet, sauter des repas provoquera nécessairement des déficiences en nutriments – les vitamines, minéraux... non consommés qui ne seront pas compensés par le repas suivant, aussi riche soit-il –, favorisant les grignotages, la prise de poids et une fragilité accrue de l'organisme.

• AUGMENTER LA CONSOMMATION DE FRUITS ET DE LÉGUMES

La consommation de fruits et légumes est généralement trop faible chez la majorité des individus, on observe aujourd'hui que près de 60 % des Français n'en consomment pas assez. Ce phénomène touche particulièrement les jeunes et les adolescents.

Pourtant, les études expérimentales réalisées sur la relation alimentation et maladies démontrent les effets protecteurs d'un ou plusieurs groupes de fruits et légumes sur le risque de cancer.

De quoi conforter le Programme national nutrition santé, lancé à l'initiative du ministère de la Santé, qui recommande une consommation massive de fruits et légumes c'est-à-dire au moins 5 fois par jour.

Nous avons donc encore quelques efforts à faire pour atteindre les valeurs optimales. L'idéal serait sûrement de prendre régulièrement un fruit au petit-déjeuner, et systématiquement un plat de légumes cuits à midi ou le soir avec une entrée de crudités (ou un potage) à l'un des deux repas principaux et un ou deux fruits pour le dessert ou en collation.

L'effet protecteur des fruits et légumes est lié à la présence de fibres, vitamines, oligo-éléments et aussi de substances antioxydantes.

Ces dernières, indispensables à la protection de nos cellules, sont capables de bloquer l'accumulation de molécules d'oxygène, les fameux radicaux libres. L'excès de radicaux libres provoque en effet une altération de l'ADN, à l'origine du processus de vieillissement et de cancer.

Par ailleurs, en raison des faibles taux de graisses et de calories des fruits et légumes, les personnes qui en consomment suffisamment sont aussi moins touchées par l'obésité et le diabète... et par les complications de ces affections.

Autre intérêt des fruits et légumes : ils contiennent des fibres alimentaires, qui ont un rôle protecteur sur le transit intestinal. En augmentant le volume des selles, les fibres ont une véritable action de « dilution » des substances cancérigènes, comme les acides biliaires qui peuvent s'y trouver et exercent un effet protecteur sur la muqueuse digestive.

• CONSOMMER MOINS DE VIANDE ET MOINS DE GRAISSES ANIMALES MAIS PLUS DE POISSON

Des études montrent que les hommes atteints de cancer prostatique tendent à consommer plus de gras que ceux qui en sont exempts. Le gras provenant d'animaux, comme la viande et le fromage, élèverait davantage le risque de cancer que le gras d'origine végétale.

En mangeant moins de viande, vous éviterez un apport superflu en calories et vous diminuerez ainsi le risque de cancer. Une portion de 80 g par jour est considérée comme suffisante pour un adulte.

Côté excès, les graisses saturées sont à surveiller. Contenues dans le beurre, la crème fraîche, le lard, les margarines dures en paquet, mais aussi, de façon moins visible dans les fromages, les charcuteries et viandes grasses, les pâtisseries et les plats cuisinés tout prêts, **ils augmentent le risque cardio-vasculaire et favorisent la prise de poids.**

Il est conseillé ainsi de remplacer le porc, l'agneau et le bœuf par des viandes blanches comme la volaille et **d'éviter si possible la charcuterie.**

À l'inverse, les acides gras insaturés sont à privilégier. L'acide oléique, par exemple, présent dans les huiles d'olive et de colza possède la faculté de diminuer le mauvais cholestérol sanguin (LDL) tout en préservant le bon (HDL).

Les recommandations actuelles plaident pour que le poisson soit servi au moins deux fois par semaine, ou, au mieux, trois fois.

C'est sans aucun doute la meilleure protéine animale que nous puissions consommer, grâce à ses lipides marins.

En prime, des recherches récentes ont montré que les personnes qui mangent du poisson sont moins exposées aux maladies cardio-vasculaires et à certains cancers.

• Réduire la consommation de sel

Le sel crée vite une accoutumance si bien que nous en consommons généralement trop. Cet apport excédentaire en sodium engendre l'hypertension et bien d'autres maladies.

Non seulement, nous prenons la fâcheuse habitude de resaler systématiquement dans notre assiette (parfois même sans avoir goûté) mais aussi, nous consommons (sans le savoir) quotidiennement des aliments dans lesquels se dissimule du sel : plats préparés, surgelés, pâtisserie, soupes en sachets, bouillons de volaille, conserves et même dans de nombreuses céréales du petit-déjeuner.

Consommé en excès, **le sel joue un rôle dans le développement des cancers de l'estomac**. En causant des dommages sur la muqueuse gastrique, il favoriserait la transformation cancéreuse des cellules.

De plus, la conservation des aliments par salage (poissons, viandes, etc.) entraînerait la formation de substances appelées nitrosamines, qui ont un rôle cancérigène.

Il est admis que la consommation individuelle de sel, quelle que soit sa source, ne devrait pas dépasser **6 g par jour !**

• Réduire la consommation de sucre

Le goût sucré correspond à un glucide rapidement assimilable par l'organisme. Consommé en petite quantité, il est donc excellent.

Dans une alimentation équilibrée, on peut consommer l'équivalent de quatre morceaux de sucre par jour, de même qu'une à deux cuillères à café de confiture ou de miel, sur le pain le matin ou dans un yaourt.

Le tout est de ne pas se laisser piéger... Quelques chiffres à retenir pour éviter les dégâts : **33 cl de soda équivalent à 7 morceaux de sucre, de même qu'une barre chocolatée classique.** On trouve 4 morceaux de sucre dans la plupart des laits gélifiés aromatisés, 9 dans une religieuse, 4 dans une glace à deux boules !

Sachez qu'une consommation excessive de sucre a déjà été associée à une incidence plus grande de certains cancers.

Des recherches de laboratoire ont par ailleurs démontré que l'ingestion de sucre alimentaire pouvait réduire la durée de vie de souris porteuses de tumeurs.

Le glucose serait alors source d'énergie privilégiée des cellules tumorales (qui peuvent difficilement métaboliser le gras).

Les chercheurs auraient observé que ces cellules captent trois à cinq fois plus de glucose que les cellules normales.

Enfin, un haut taux de glucose dans le sang causerait également une sécrétion additionnelle d'insuline qui aurait un effet accélérateur sur les tumeurs.

• CONSOMMER L'ALCOOL AVEC MODÉRATION

Sa consommation excessive, responsable de cirrhose du foie, **augmente non seulement les risques de cancer du foie, mais également de l'œsophage** au niveau duquel ses effets toxiques se conjuguent à ceux du tabac.

En France, 7 à 10 % des cancers seraient associés à un excès de boissons alcoolisées, avec une incidence parmi les plus élevées d'Europe pour les cancers du pharynx !

Compte tenu des effets néfastes de la consommation excessive d'alcool sur la santé, il est recommandé de ne pas dépasser 2 verres de boisson alcoolisée par jour pour une femme, 3 pour un homme.

Enfin, sachez qu'il est meilleur de consommer du vin par rapport à d'autres alcools forts qui ne présentent aucune valeur nutritionnelle.

Pour votre santé, le bénéfice sera plus marqué par le vin rouge, en raison de sa richesse en polyphénols et en substances antioxydantes comme les flavonoïdes qui protègent contre l'oxydation des radicaux libres.

Ainsi, sa consommation modérée serait donc excellente pour la santé. Cela dit, ne prenez pas toutes ces qualités comme excuse : il ne faut jamais abuser des bonnes choses !

Enfin, il est indispensable de boire... mais de l'eau ! Entre 1 et 2 litres par jour.

• NE PAS ABUSER DES EXCITANTS

Attention à votre consommation de caféine. Le coup de fouet que procure le café est sans doute bienvenu lorsque vous vous sentez fatigué, mais l'effet est temporaire et une consommation régulière de caféine risque de masquer votre véritable état de fatigue.

De plus, le café augmente le stress et cause parfois des troubles digestifs qui perturbent le sommeil. Résultat : vous êtes de plus en plus fatigué et vous ne vous en rendez pas compte.

• Manger avec plaisir et modération

Il est essentiel que manger soit un plaisir au même titre qu'un loisir, qu'une détente, il est nécessaire que l'alimentation ne se transforme pas en contrainte.

Ainsi faut-il savoir prendre le temps de s'intéresser à votre alimentation et aux aliments que vous cuisinez. Cela peut rapidement devenir un véritable stimulant qui saura parer aux contraintes des achats en grandes surfaces.

Sachez choisir vos aliments en fonction des saisons, des goûts, des envies. Manger de tout ne signifie pas manger n'importe quoi en se goinfrant. La modération reste de mise.

Corps gras, sel, sucre, alcool sont les premiers ingrédients pour lesquels on se doit d'être vigilant. Mais ce n'est pas pour autant que l'on doit se priver de quelques petits plaisirs de temps à autre, car manger doit aussi être bon pour le moral.

Tant que les petits excès de temps à autre ne deviennent pas de grands défauts au quotidien, rien ne sert de s'alarmer et se précipiter au lendemain d'une bonne soirée sur sa balance en appréhendant la pesée.

Ces trois principes sont les bases mêmes d'une alimentation équilibrée qui sauront vous faire rester en forme de tout temps et à tout âge !

LES COMPLÉMENTS DE L'ANTI-STRESS

Une alimentation correcte est indispensable au bien-être, mais ne suffit pas toujours, et il convient d'accroître l'apport nutritionnel autrement que par la nourriture.

La supplémentation nutritionnelle et botanique peut nous aider à lutter contre les effets négatifs du stress et certains nutriments comme ceux cités ci-dessous contribuent à éloigner quantité de maladies, à renforcer notre système immunitaire et surtout à maîtriser le stress et à améliorer notre état d'esprit en général.

• LE MAGNÉSIUM

Le magnésium est l'élément majeur de la prévention des conséquences néfastes du stress. Les apports nutritionnels conseillés en magnésium sont de 6 mg/kg/j soit 330 mg/j pour une femme de 55 kg et 420 mg/j pour un homme de 70 kg.

Le magnésium tient un rôle important dans la transmission et l'activité neuromusculaire. Il déprime la conductibilité et l'irritabilité. C'est un sédatif nerveux qui améliore le rendement musculaire et l'utilisation énergétique.

Après un stress aigu, un déficit en magnésium sera ressenti comme une sensation d'épuisement, une fatigue chronique, une fatigabilité à l'effort ou « des coups de pompe ».

Le déficit magnésique entraîne aussi des troubles de la personnalité de type névrotique, une anxiété, une hypochondrie, des phobies, voire une dépression.

Ainsi, la principale indication de supplémentation en magnésium est le stress et ses conséquences : la tétanie latente, la spasmophilie, le syndrome d'hyperventilation, les syndromes de fatigue chronique, de labilité et d'hyperactivité, les signes d'hystérie, de dépression et d'hypochondrie.

Le magnésium participe au tonus et au bien-être en améliorant l'utilisation énergétique et le rendement musculaire, en modulant la réactivité au stress, en inhibant l'excitabilité neuronale et en réduisant le stress oxydant.

• LE FER

Nombre de fatigues nerveuses ne sont que l'expression de la carence en fer. En France une femme sur quatre est concernée.

De nombreux symptômes ont été décrits comme faisant partie des signes cliniques de la carence en fer : apathie, somnolence, irritabilité, diminution d'attention, incapacité à se concentrer, perte de mémoire...

Pour que l'oxygène parvienne au cerveau, il doit être transporté par les globules rouges ; afin d'assurer cette fonction, ces cellules doivent impérativement contenir suffisamment de fer, puisé dans les aliments.

Le fer stimule et régule la formation des neurotransmetteurs de type dopamine, précurseur de l'adrénaline. De cette manière il agit sur la peur et le stress.

• LA VITAMINE C

La vitamine C (acide ascorbique) est une vitamine euphorisante. Ses nombreuses activités biologiques (antioxydant, antiallergisant, anti-inflammatoire, stimulant immunitaire et protecteur cardiovasculaire) sont particulièrement utiles dans la lutte contre le stress et ses manifestations.

La vitamine C aurait une triple activité sur les tissus nerveux : élévation de la vitesse de l'influx nerveux, protection des neurotransmetteurs et amélioration de la sensibilité des sites récepteurs aux neurotransmetteurs. Le stress, l'anxiété, l'insomnie et la dépression augmentent les besoins en vitamine C.

Enfin, **sa consommation réduit le comportement de peur et de crainte.** C'est donc une vitamine qui présente tous les atouts d'une substance anti-stress.

• LES VITAMINES DU GROUPE B

La **vitamine B1** est essentielle à la production de l'acétylcholine et la transmission de l'influx nerveux. La libération de glucocorticoïdes par le stress, stimule le métabolisme. **Vitamine B6** dépendant de certains acides aminés au niveau hépatique, notamment celui du tryptophane, précurseur de la sérotonine, et celui de la tyrosine, précurseur des catécholamines.

Les premiers effets d'un déficit en vitamine B6 sont la réduction de la sérotonine. Sous l'action du stress, la synthèse de sérotonine diminue en relation avec de faibles quantités de tryptophane et de vitamines B6 et B12.

Cette baisse de sérotonine peut-être source d'anxiété. Les **vitamines B1** (thiamine), **B3** (niacine), **B5** (pantothénate), **B6** (pyridoxine), **B8** (biotine), **B9** (folates) et **B12** (cobalamine) partagent de nombreux signes psychiques de carence : fatigue progressive, baisse des capacités de concentration et de mémorisation, céphalées, perte d'appétit, baisse de motivation, irritabilité, altérations de l'humeur, difficulté d'endormissement, insomnies, anxiété voire dépression jusqu'aux tendances suicidaires.

• LES OMÉGA-3

Nous savons aujourd'hui que si nous consommons surtout des graisses « saturées » (beurre, graisses animales) qui sont solides à température ambiante, leur rigidité se reflète par une rigidité des cellules du cerveau.

Si, au contraire, nous mangeons surtout des graisses « polyinsaturées » - qui sont liquides, à température ambiante -, les gaines des cellules du cerveau sont plus fluides, plus souples, et la communication entre elles se fait de façon plus stable. Surtout s'il s'agit d'acides gras omega-3.

Une équipe de chercheurs français a montré qu'un régime riche en oméga-3 – comme celui des Esquimaux, qui assimilent jusqu'à 16 grammes par jour d'huile de poisson – augmente, sur le long terme, la production des neurotransmetteurs de l'énergie et de la bonne humeur dans le cerveau émotionnel.

En 2002, une étude britannique a montré que c'est toute la gamme des symptômes de la dépression qui peut-être améliorée par les acides gras oméga-3 : la tristesse aussi bien que le manque d'énergie, l'anxiété tout comme l'insomnie, la baisse de libido autant que les tendances suicidaires.

PRATIQUER UNE ACTIVITÉ SPORTIVE

L'attention portée au rapport entre l'alimentation et la santé est importante. En revanche, la pratique de l'exercice physique est restée un sujet plus discret.

Aujourd'hui pourtant, les choses évoluent à cet égard car il est prouvé que l'activité physique favorise le bien-être corporel et mental, et qu'elle réduit les risques de maladies chroniques.

La marche au grand air, l'exercice physique, les séjours en altitude, toute activité qui favorise le métabolisme en général et accélère le rythme respiratoire permet d'augmenter l'élimination des acides faibles et contribue ainsi à une désacidification de l'organisme.

Plus généralement, il a été démontré qu'une activité physique régulière augmente notre espérance de vie (en réduisant les risques de maladies et troubles de santé), elle améliore la qualité (meilleure santé mentale, plus grande souplesse et vitalité) et il ne fait aucun doute que la recherche s'intéresse aujourd'hui bien davantage au rôle de l'activité physique dans la santé et le bien-être.

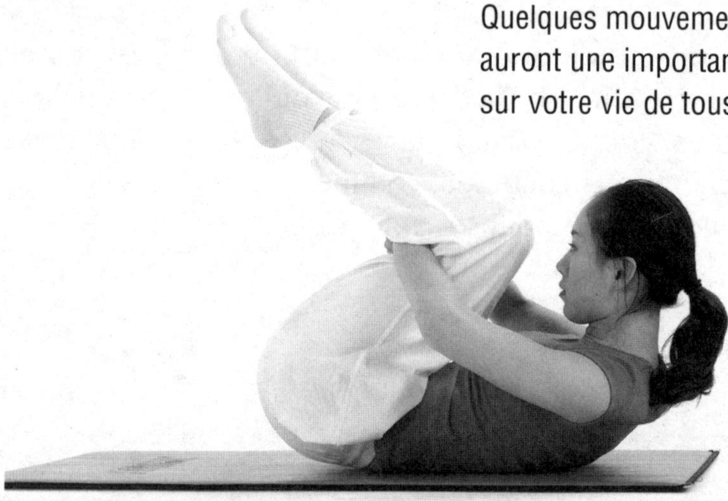

Quelques mouvements choisis auront une importance certaine sur votre vie de tous les jours.

LES BIENFAITS DU SPORT SUR L'ORGANISME

Les bienfaits d'une activité physique sont nombreux. Ils incluent :

• UN RISQUE RÉDUIT D'OBÉSITÉ

Il est prouvé qu'une réduction du niveau d'activité physique représente un facteur majeur du développement de l'obésité.

Plusieurs études démontrent les bienfaits d'un style de vie actif dans la prévention de l'obésité. L'activité physique, semble en particulier limiter la prise de poids au cours de l'âge adulte moyen.

• UN RISQUE RÉDUIT DE MALADIE CARDIAQUE

La prévention des affections du système cardio-vasculaire constitue un problème très important de la médecine préventive d'aujourd'hui.

La recherche invoque une série de facteurs exogènes (modification des habitudes de vie et d'alimentation) et endogènes (facteurs de risques: pression sanguine élevée, haut taux de cholestérol, obésité, qui sont à l'origine des affections cardio-vasculaires.

La sédentarité y joue un rôle important, car tout organe n'a que la capacité de son niveau de sollicitation.

Normalement, les risques d'infarctus sont deux fois plus grands chez les sujets non-entraînés que chez les sujets entraînés.

Après la quarantaine, les risques augmentent considérablement chez les non-entraînés. Chez les gens bien entraînés, ce risque demeure à un niveau bas encore pendant 20 à 25 ans.

Au cours des vingt dernières années, il a été prouvé que l'exercice physique régulier après un accident cardiaque et chez des malades présentant une insuffisance chronique permettait à la majorité des sujets le retour à une vie sociale normale.

L'entraînement physique a des effets favorables sur le taux de cholestérol, la régulation de la glycémie, la diminution de la surcharge graisseuse. Il motive les malades coronariens pour l'arrêt du tabagisme, clé de voûte de la prévention secondaire.

• UN RISQUE RÉDUIT DU DIABÈTE

Un manque d'exercice peut accroître **le risque de développement d'un diabète de type 2.** Les individus très actifs voient ce risque diminuer de 33 à 50 %.

Chez les personnes atteintes de diabète, il est démontré que l'exercice physique aide à contrôler les niveaux de sucre dans le sang.

Le diabète de type 1, insulinodépendant, apparaît chez les jeunes. Il est dû à l'absence d'insuline et requiert impérativement pour son traitement l'administration d'insuline.

L'activité physique chez une personne atteinte de diabète de type 1 n'a pas d'effet direct et doit être pratiquée sous contrôle médical.

La situation est toute différente en ce qui concerne le diabète de type 2 (diabète gras, non insulinodépendant). Le diabète gras est souvent dû à un excès pondéral ou un manque d'exercices physiques.

Dans ce type, qui apparaît surtout après l'adolescence, l'insuline, normalement sécrétée, est mal utilisée par les récepteurs cellulaires.

Le nombre de transporteurs au glucose étant faible, la sensibilité des tissus à l'insuline est diminuée. L'exercice physique d'endurance permet d'augmenter le nombre de transporteurs au glucose dans le tissu musculaire.

- **UN RISQUE RÉDUIT DU CANCER**

Une activité physique, modérée ou intense, **réduit le risque de cancer du côlon et du rectum, du poumon et du sein.**

Dans une étude épidémiologique, Blair et ses collègues ont suivi 13 344 personnes sur une période moyenne d'un peu plus de 8 ans.

Ils rapportent une relation entre le niveau de condition physique et le taux de mortalité par cancer.

Les facteurs d'influence potentiels ont été contrôlés. De plus, il ressort de cette étude que même de légères améliorations de la condition physique produisent des bénéfices pour la santé.

Il existe en effet un lien entre l'augmentation de l'activité physique et la diminution du risque de cancer du colon, l'exercice physique favorisant le transit intestinal.

L'activité physique peut réduire de 50 % le risque qu'une personne soit atteinte d'un cancer du colon.

Enfin, **le tabagisme est le facteur de risque de cancer le plus important,** principalement le cancer du poumon, de la cavité buccale, de l'œsophage, du larynx, mais aussi de la vessie et du rein pour lesquels l'incidence est plus élevée chez les fumeurs.

Un tiers de tous les décès causés par cancer sont associés au tabagisme.

La pratique d'un sport s'accompagne le plus souvent d'une amélioration spontanée de l'hygiène de vie globale, avec une diminution du tabagisme.

• UNE MEILLEURE SANTÉ DES MUSCLES ET DES OS

L'exercice physique développe les muscles, les tendons et les ligaments et consolide les os. Il a été démontré que certains exercices tels que la course à pied ou la danse améliorent la densité osseuse chez les adolescents, aident à maintenir cette même densité osseuse chez les adultes et limitent la perte de masse osseuse généralement liée à l'âge (ostéoporose).

L'ostéoporose affecte 40 % des femmes âgées, et 10 % des hommes. Avec le vieillissement de la population du « Baby-boom », l'incidence des fractures de la hanche liées à l'ostéoporose va augmenter de 70 % au cours des 20 prochaines années.

Il n'existe pas encore de traitement curatif satisfaisant pour l'ostéoporose. Sa prévention est beaucoup plus fructueuse que son traitement.

La pratique régulière et continue de l'activité physique constitue un facteur très important, puisque les os qui ne travaillent pas perdent plus de tissus osseux et deviennent plus fragiles.

Comme les muscles, les os doivent travailler pour rester sains. Une augmentation modérée de la consommation de calcium et une habitude de pratique sportive prise très tôt dans la vie favorisent une masse osseuse maximale, réduisent au minimum la perte de tissus osseux liée à l'âge, et contribuent à diminuer le risque d'ostéoporose de plus ou moins 30 % à l'âge de 70 ans.

Il est important de faire suffisamment d'exercice physique et d'ingérer une quantité suffisante de calcium à la puberté car environ 60 % de la masse osseuse définitive se forme durant cette période.

Compte tenu du fait qu'en absence de charge mécanique le calcium pénètre plus difficilement dans la structure osseuse, il est plus logique d'inciter les enfants et les adultes à augmenter leur temps d'activité physique à titre de stratégie préventive contre l'ostéoporose que de leur prescrire de larges doses de calcium.

• UN BIENFAIT POUR LA SANTÉ MENTALE

Plusieurs études montrent que l'activité physique améliore le bien-être psychologique, la gestion du stress et de l'activité mentale (comme la prise de décision, la prévision ou la mémoire à court terme), qu'elle réduit l'anxiété et favorise des rythmes de sommeil sains.

La pratique d'une activité physique qui sollicite entre autre l'endurance cardio-respiratoire a des effets bénéfiques face au stress puisqu'elle peut détruire les énergies refoulées par les stimuli de stress.

L'entraînement régulier en endurance contribue ainsi à éviter les conséquences à long terme du stress car il empêche l'accumulation des stimuli de stress. « L'état d'alerte » engendré est ainsi toujours diminué par l'activité physique.

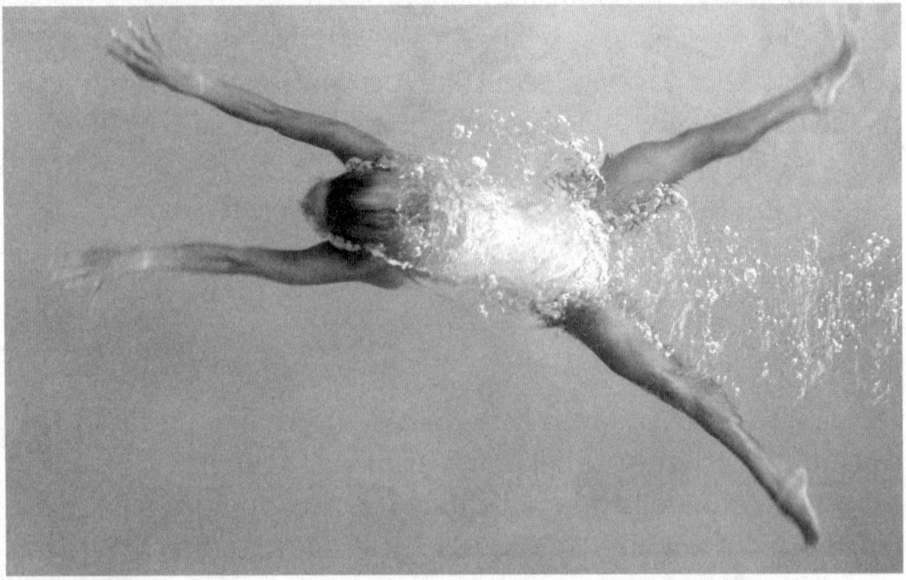

De plus, la pratique d'une activité physique aide à gérer le stress et à s'adapter le mieux possible, à vivifier le corps et l'esprit, à exprimer ses émotions, ses préoccupations et à solliciter son entourage dont le soutien moral et affectif est important, à « décompresser » en ayant une vie physiquement active.

Les gens pratiquant une activité physique apprennent à se fixer des objectifs réalistes sur le plan de la performance, de l'auto-efficacité et de l'auto-gratification face à la tâche à accomplir.

Ils apprennent également à contrôler leurs émotions, à les défouler de façon physique (en frappant sur un ballon par exemple), ainsi qu'à établir un juste équilibre entre le travail intellectuel et le travail physique.

SE SOIGNER AVEC LES PLANTES

Une bonne hygiène de vie, alliée à une complémentation adéquate est à même de mettre à l'abri des troubles de santé.

Mais au cas où ceux-ci se seraient déjà manifestés, une rééducation diététique accompagnée de cures de plantes reste évidemment la meilleure solution envisageable pour revenir à la normale.

En effet, prévenir ou encore soigner les acouphènes passe par une réforme diététique et par l'usage de certaines plantes. C'est un traitement de fond à long terme qui est indispensable.

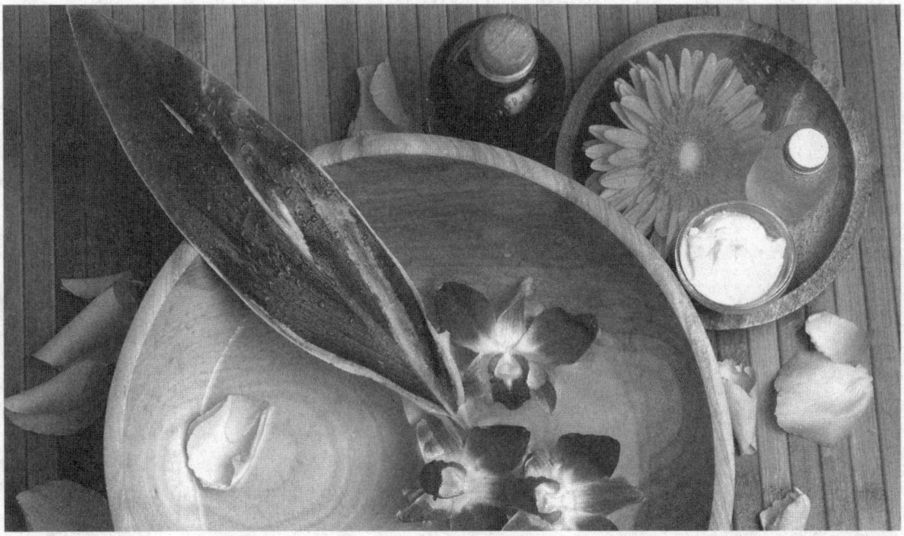

Comme d'autres thérapies naturelles, les plantes ont une action de terrain tant en prévention que contre la douleur lorsque le mal s'est déjà installé.

Nous savons que le foie, les reins, les intestins et la peau constituent des émonctoires essentiels de l'élimination de ces déchets. Il est donc indispensable de maintenir ces organes en bon état de fonctionnement.

Le but des cures de plantes est, justement, de les aider dans leur tâche. Grâce à leur propriété drainante, elles permettent d'aider l'organisme à se débarrasser de ses déchets inutiles.

En plus d'être drainante, chaque plante recèle un éventail d'actifs insoupçonnables qui agissent directement sur l'organisme.

Pour lutter efficacement contre le stress, il convient d'éviter sédatifs et anxiolytiques en se tournant vers des méthodes plus douces et naturelles telles que la phytothérapie ou l'aromathérapie.

Dans ce contexte, le traitement antistress se base sur des produits dits « adaptogènes », c'est-à-dire qui favorisent une meilleure gestion du stress par l'organisme.

Ces plantes sont disponibles en gélules et en ampoules et sont vendues dans les pharmacies, les parapharmacies et les magasins biologiques.

Concernant la posologie, le choix et les associations, demandez conseil à votre phytothérapeute ou votre pharmacien.

Les plantes présentées ci-après renforcent la résistance au stress. Elles fournissent au corps des principes actifs qui l'aident à se rééquilibrer plus rapidement.

D'autres ont un effet rééquilibrant sur le système nerveux, elles offrent un repos à l'organisme en créant de meilleures conditions pour se récupérer et réduire l'intensité de la réaction due au stress.

L'AUBÉPINE

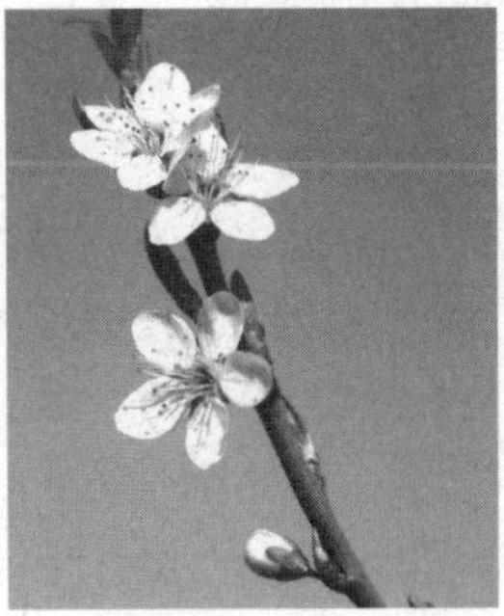

Elle est à la fois un tonique du cœur et un antispasmodique efficace. Elle régularise les mouvements du cœur et diminue l'excitabilité du système nerveux.

Elle réduit la nervosité des adultes et des enfants et soigne les troubles du sommeil.

LE HOUBLON

Des propriétés sédatives et même hypnotiques lui sont conférées. Dans les pays germaniques et Outre-Manche, un oreiller bourré de cônes de houblon est généralement placé sous la tête des enfants agités afin de favoriser leur sommeil.

Le houblon améliore les états anxieux et régularise l'humeur des personnes déprimées.

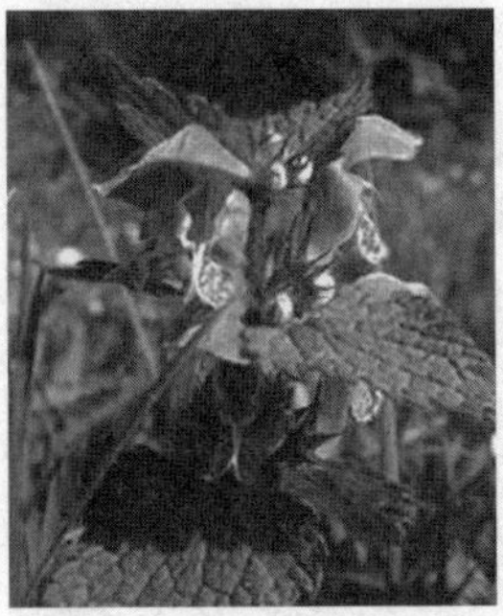

LA BALLOTE

Possède des vertus sédatives, anxiolytiques et antidépressives très utiles en cas de nervosité et d'anxiété.

Elle favorise l'endormissement et est employée avec succès comme calmant de toutes les affections nerveuses.

LE KAVA-KAVA

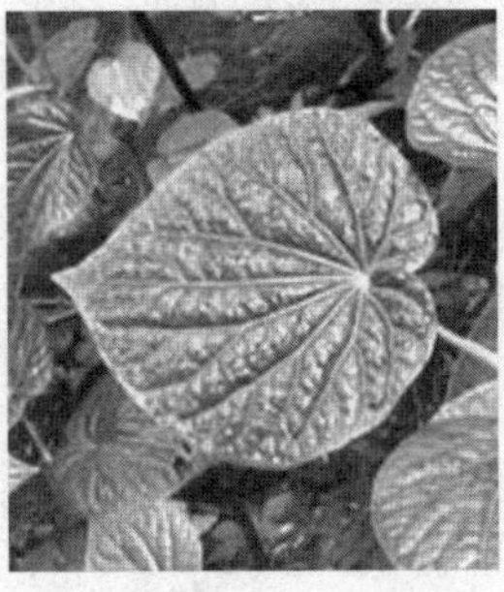

Il est utilisé entre autres pour ses propriétés relaxantes. Il permet de retrouver équilibre et sérénité. Il favorise le sommeil, provoque un état de relaxation et de bien-être.

LE COQUELICOT

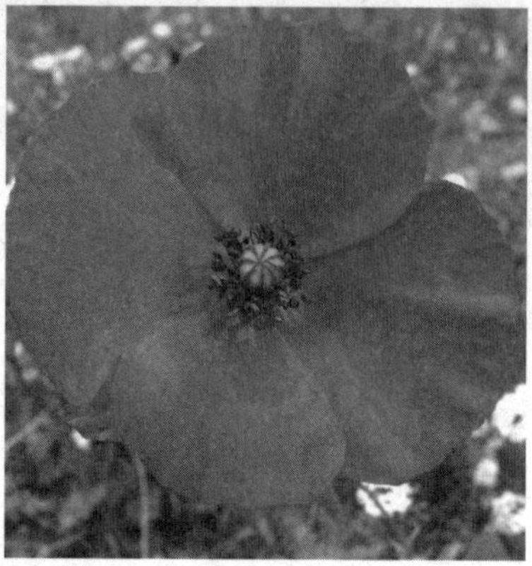

Cette plante est reconnue pour ses propriétés sédatives très utiles en cas de nervosité, d'émotivité, de trac mais aussi de surmenage.

Recommandé pour tous grâce à son action douce et apaisante, il est précieux dans l'insomnie des enfants et des personnes âgées.

LA VALÉRIANE

La valériane a une action sédative, spasmolytique et relaxante. Un essai clinique récent portant sur 24 sujets montre que la prise de valériane (600 mg d'extrait par jour) permet d'améliorer les réactions psychologiques et physiologiques aux situations de stress par rapport à celles d'un groupe-témoin.

En plus de faire baisser la tension artérielle des patients et de ralentir leur rythme cardiaque, la valériane a diminué leur tension nerveuse.

En outre de nombreuses études ont montré qu'elle réduit le temps d'endormissement et améliore la qualité du sommeil.

L'ESCHOLTZIA

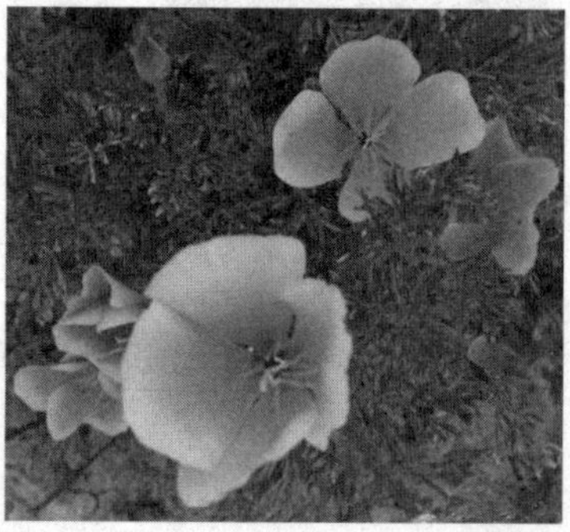

Il s'agit d'un hypnotique naturel. Elle supprime les difficultés d'endormissement et favorise un sommeil réparateur et paisible. Anxiolytique et sédative, elle agit sur l'anxiété et la nervosité.

La lavande

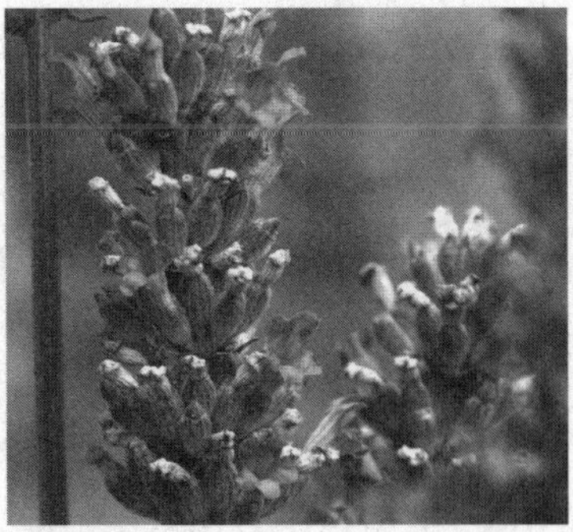

De par son effet sédatif sur le système nerveux, elle est très souvent conseillée en cas d'anxiété et de nervosité chez l'adulte mais aussi chez l'enfant. Hypnotique léger, elle soigne les troubles du sommeil.

La mélisse

Elle a une action sédative qui permet de soigner les troubles ayant une origine nerveuse : émotivité, colites, crampes d'estomac, etc. Associée à la passiflore, elle permet de réduire l'anxiété.

Le millepertuis

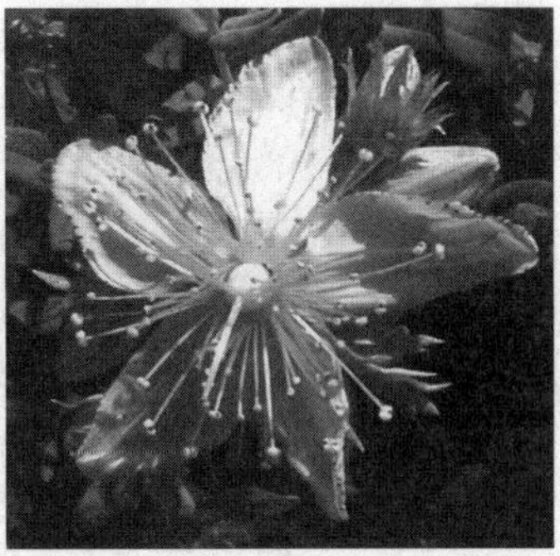

Il est reconnu depuis longtemps comme un antidépresseur naturel. Le millepertuis est utilisé pour améliorer les troubles de l'humeur dus à une dépression légère. Il agit sur la qualité du sommeil. Il atténue le stress et aussi l'anxiété.

La passiflore

Aux vertus apaisantes et relaxantes, la passiflore restaure progressivement un sommeil réparateur. Elle supprime la nervosité et l'angoisse. Elle calme les soucieux et les surmenés.

L'IMPORTANCE D'UN SOMMEIL RÉPARATEUR

Un bon sommeil permet aussi d'être en bonne santé et de prévenir la maladie. Or, selon une enquête réalisée en 2007, 45 % des Français estiment ne pas dormir suffisamment et 53 % déclarent avoir éprouvé le besoin de s'allonger la journée pour se reposer au cours de ces six derniers mois.

Nous apprenons aussi qu'un Français sur trois évoque l'irritabilité et le manque d'énergie comme conséquences directes de sa fatigue !

Savoir pourquoi on dort mal est une première étape essentielle. Les facteurs psychologiques, **anxiété, simple stress ou dépression, sont les plus fréquents.**

De nombreuses études ont montré que l'absence d'activité physique avait des effets néfastes sur le sommeil (baisse de vigilance, problèmes de mémoire, de concentration, diminution de la qualité et de la quantité de sommeil).

À l'inverse, se dépenser physiquement chaque jour permet un endormissement plus rapide, des réveils nocturnes moins fréquents, des stades et cycles du sommeil plus réguliers.

Aussi, il est important de soigner le dîner. **Plus il sera léger** et les choix se porteront plutôt sur la soupe, le poisson maigre, la salade, les légumes vapeur, un yaourt, un fruit, **et meilleure démarrera la nuit.**

Mais il faut manger suffisamment pour ne pas être pris de fringale au moment de se coucher ou en pleine nuit. On évitera les repas riches à la digestion laborieuse (plats en sauce, fritures, champignons, fromages forts, fondues, tripes, viandes grasses, pâtisserie, etc.).

Certains aliments ont la réputation de préparer au sommeil. Privilégier ceux qui sont riches en amidon, comme **les pâtes, le riz complet, la semoule, les féculents, les dattes, les bananes** qui assurent une libération continue de sucre dans le sang ou qui favorisent la production de sérotonine, un neurotransmetteur aux vertus sédatives.

Il en est de même des aliments riches en tryptophane, un acide aminé qui possède des vertus apaisantes, abondant dans les protéines du lait. Côté salade, on préférera la laitue, qui renferme des opiacés, connus pour favoriser le sommeil.

Pensez aussi à dîner plus tôt, afin que l'organisme ait le temps de digérer avant la nuit **(compter au moins une heure à une heure et demie entre le dîner et le coucher)**.

Aussi, l'alcool est un faux ami, il facilite certes l'endormissement mais procure un sommeil de mauvaise qualité en augmentant le nombre de réveils nocturnes et en réduisant les phases de sommeil paradoxal.

Près d'un quart des insomniaques en boivent pour dormir. On peut bien sûr s'autoriser un petit verre de vin au dîner, mais pas plus ! Attention aux boissons excitantes à base de caféine et de vitamine C.

Les plantes sont aussi d'un bon secours. Côté tisanes, **ça marche dans 40 % des cas,** sans effets secondaires ni accoutumance.

Le choix est vaste. Aubépine, passiflore et valériane si l'on est anxieux, nerveux, stressé. Houblon si l'on est dépressif. Tilleul, verveine, camomille, fleur d'oranger, mélisse, si l'on a du mal à s'endormir.

Des plantes digestives (artichaut, pissenlit, radis noir, etc.) seront privilégiées par ceux qui ont tendance à se réveiller vers 3 heures du matin.

Ces plantes peuvent être utilisées seules ou associées entre elles, en infusion ou en gélules, une fois vers 18 heures et une autre après le dîner ou encore une demi-heure avant le coucher.

Côté massage, on peut le réaliser soi-même avec une huile essentielle d'ylang-ylang, de lavande, de marjolaine, de jasmin ou de santal. Relaxantes, ces plantes préparent à l'endormissement.

Enfin, la clé numéro un du sommeil, **c'est la régularité des heures de lever et de coucher.** Dans la mesure du possible, il faut respecter une heure précise de coucher. En fonction de son style de vie, de son heure de lever, **chacun déterminera celle qui lui convient le mieux.**

Elle aura un rôle de bon synchroniseur sur le rythme veille-sommeil. Elle sera donc pratiquement toujours la même, week-end compris, c'est mieux.

Se coucher à des heures plus tardives un ou deux soirs consécutifs, ce n'est pas si grave, car l'horloge biologique remettra les pendules à l'heure sans problème. À condition que cela ne soit pas systématique.

Se coucher et se lever à des horaires trop variables, même si on dort huit heures à chaque fois, ne permet pas à l'organisme de satisfaire ses vrais besoins.

Pour ne pas rater ce train du sommeil, c'est environ une heure avant l'heure d'endormissement habituelle qu'il faut s'y préparer : **réduire son activité, baisser la lumière, préparer ses affaires du lendemain, bâiller, s'éloigner du bruit, éviter de s'agiter.**

LA SOLUTION AROMATHÉRAPIE

L'aromathérapie scientifique et médicale s'avère également appropriée dans les cas de stress puisque les huiles essentielles possèdent d'innombrables propriétés intéressantes agissant sur le système nerveux central, sympathique, parasympathique et autonome.

Ces substances actives ont généralement des résultats instantanés puisqu'elles peuvent être calmantes, relaxantes, sédatives, apaisantes, hypnotiques, anxiolytiques et antidépressives.

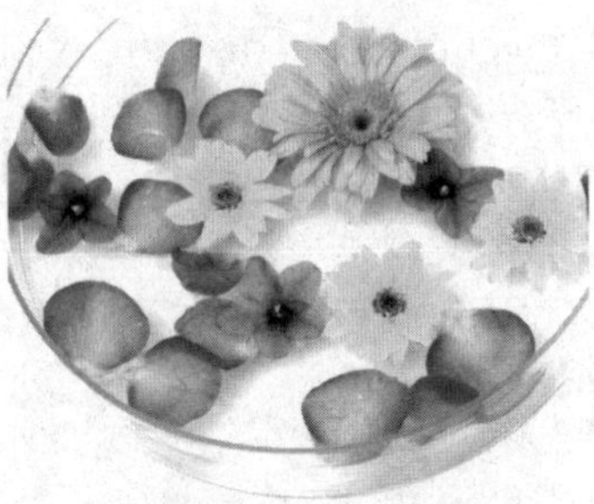

Cet intérêt est d'autant plus fort que les moyens d'utilisation des huiles essentielles pour le système nerveux sont très nombreux et variés.

Quelques gouttes d'huile essentielle peuvent s'appliquer sur la voûte plantaire, le plexus solaire, la face interne des poignets, de part et d'autre de la colonne vertébrale ou **être prises par voie olfactive ou orale.**

L'HUILE ESSENTIELLE DE CAMOMILLE ROMAINE

Il s'agit d'un excellent antiparasitaire, un antiviral, un anti-inflammatoire, un antidouleur, un antiallergique, mais se doublant, au plan de ses vertus psychotropes, d'un antispasmodique, d'un très puissant calmant du système nerveux central et accessoirement des palpitations, et enfin d'un excellent antidépresseur.

On l'emploie aussi bien en interne qu'en externe, mais sur de courtes périodes et sans en faire d'abus.

L'HUILE ESSENTIELLE DE BASILIC

Cette huile essentielle est un puissant antiviral, un anti-infectieux, antibactérien, antiseptique intestinal, tonique digestif, décongestionnant hépato-biliaire, décongestionnant veineux et prostatique, anti-inflammatoire rhumatismal et artériel, tonique cérébral, antispasmodique gastrique et intestinal, décontractant, sédatif, calmant et somnifère.

On ne l'utilise par voie externe que sous forme de parfum. Mais même par voie interne, il est déconseillé d'en faire des excès car à dose élevée elle devient hypnotique.

L'HUILE ESSENTIELLE DE TANAISIE

C'est un anti-inflammatoire très puissant, un antalgique, un tonique veineux, un puissant antihistaminique, antiasthmatique, hypotenseur et un excellent calmant.

On l'emploie indifféremment par voie interne ou externe mais **seulement avec l'aval du médecin traitant** car son action hormonale induit des effets secondaires sur certaines personnes.

L'HUILE ESSENTIELLE DE VALÉRIANE OFFICINALE

C'est un diurétique, un stimulant de la sécrétion gastrique, un fébrifuge, un antispasmodique, un hypnotique et surtout un puissant sédatif et tranquillisant.

On l'emploie en interne et en externe, mais elle est généralement réservée à la prescription médicale à cause de ses éventuels effets dépresseurs.

L'intérêt des huiles essentielles réside tout particulièrement dans le fait que l'on peut les utiliser en massage. Prises individuellement, elles sont toutes extrêmement efficaces pour la relaxation.

L'utilisation conjointe du massage avec des huiles essentielles présente une adéquation puissante **permettant une combinaison de la santé et de l'esprit.**

Il est commun de retrouver l'utilisation des huiles essentielles chez les masseurs professionnels qui utilisent l'aromathérapie comme supports supplémentaires pour la relaxation de la personne massée.

C'est par la peau que l'organisme communique et échange en permanence avec le monde extérieur ; ce que l'on fait à une cellule en bien ou en mal, à commencer par celles de la peau, les autres le « savent », et pour certaines, de façon privilégiée.

Le massage cumule donc beaucoup d'avantages : plaisir, détente, relaxation, communication, stimulation réflexes, aide à la circulation, revitalisation de la peau, élimination des toxines, etc.

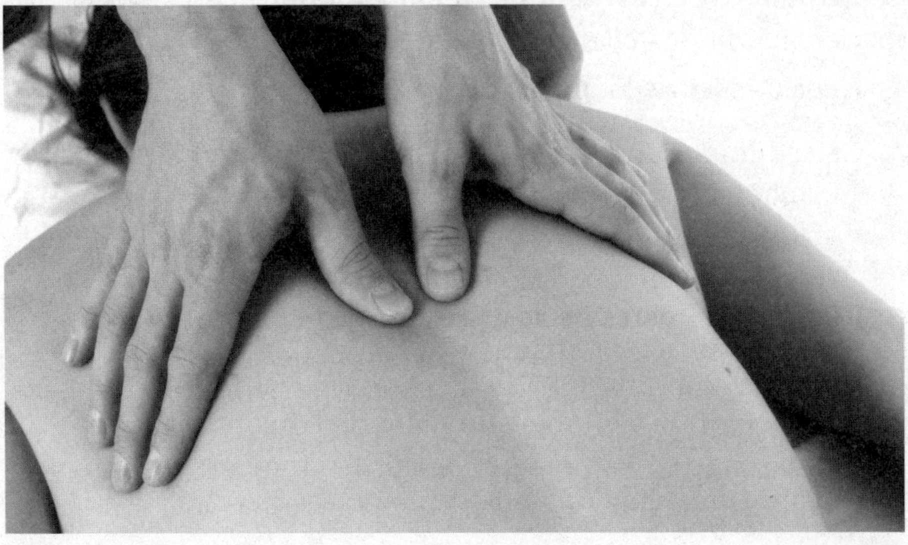

Voici quelques huiles essentielles à utiliser en massage :

L'HUILE ESSENTIELLE D'YLANG YLANG

Cette huile connue pour ses vertus aphrodisiaques améliore les humeurs dépressives tout en calmant d'éventuelles palpitations et autres spasmes.

On l'emploie essentiellement, sur de courtes durées, par voie externe en massage du plexus, du dos, des épaules et des tempes.

L'HUILE ESSENTIELLE DE LAVANDE

Grâce à ses propriétés sédatives, elle est utilisée depuis longtemps pour lutter contre les insomnies. Aujourd'hui, l'effet de la lavande est reconnu : associée à d'autres essences, elle combat l'irritabilité ainsi que la dépression.

L'HUILE ESSENTIELLE DE PATCHOULI

En massage cette huile est très bénéfique pour la peau et pour le système nerveux en cas de troubles émotionnels.

L'HUILE ESSENTIELLE DE NÉROLI

Cette huile a un parfum rassurant qui détend le mental et l'atmosphère.

L'HUILE ESSENTIELLE DE ROMARIN

L'odeur intense du romarin, associée à ses capacités énergisantes, en font un véritable stimulant de l'organisme.

En massage sous les narines, sur les tempes, les poignets ou en diffusion, l'huile essentielle de romarin révèle toutes ses vertus tonifiantes et contrecarre efficacement torpeur et perte de la vigilance et de la mémoire.

En massage sur la région du foie elle draine efficacement la bile et aide à la digestion. En tant qu'antispasmodique, antibactérien et antiseptique, elle agit sur les infections intestinales et la diarrhée.

Ses capacités antirhumatismales et antinévralgiques rendent l'huile de romarin efficace en massage sur les articulations, en cas de goutte, d'arthrose ou de douleurs musculaires.

Sauf pour quelques contre exemples comme la lavande, les huiles essentielles **ne doivent pas être utilisées pures, mais doivent être diluées** dans des huiles végétales (amande douce, pépins de raisin, abricot, etc.).

Sauf indications spécifiées, la concentration en huiles essentielles préconisée est de :
Huile pour le visage : de 1 à 2 % (20 à 40 gouttes pour 10 cl).
Huile pour le corps : de 2 à 5 % (40 à 100 gouttes pour 10 cl).

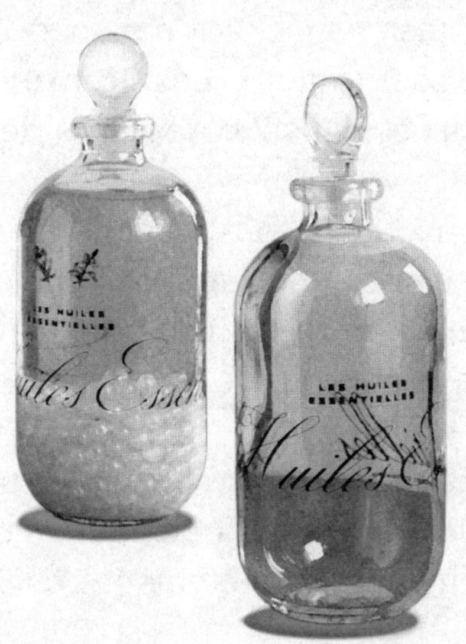

LA SOLUTION FLEURS DE BACH

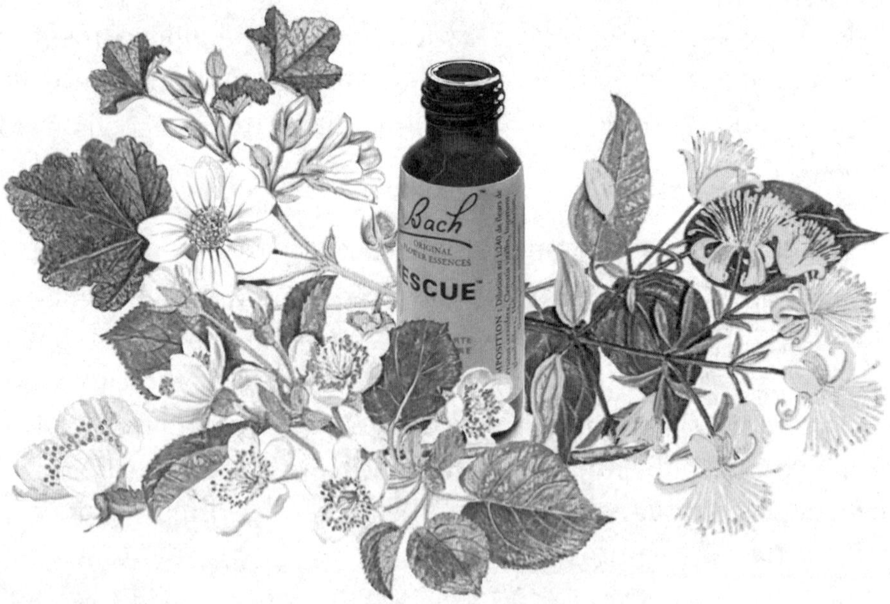

Les élixirs fleurs de Bach se présentent sous la forme de préparation liquide, obtenue par infusion de fleurs et conditionnée dans de petits flacons.

Quelques gouttes chaque jour mélangées ou non à de l'eau, suffisent pour se sentir mieux. **Les 38 préparations** à base de fleurs ont été classées dans **7 catégories de comportements.**

Le stress peut avoir des conséquences aussi bien au point de vue physique qu'émotionnel : mal au cou, dans le bas du dos, diarrhée, battements de cœur, insomnie mais aussi dépression, crises d'angoisses, problèmes de concentration, irritabilité accrue.

Les fleurs de Bach traiteront surtout les problèmes émotionnels afin que les plaintes physiques qui en résultent diminuent ou disparaissent même complètement.

Les fleurs de Bach aident en cas :

- **D'irritation**

Quelqu'un souffrant de stress est plutôt assez vite irrité. Il marche sur la pointe des pieds et ne supporte rien. Les fleurs de Bach apportent le repos et une plus grande tolérance vis-à-vis des autres.

- **De nervosité, d'impatience**

Typique au comportement de quelqu'un souffrant de stress sont la nervosité et l'impatience. La nervosité de quelqu'un se traduit dans son comportement. Les fleurs de Bach nous aideront à devenir plus patients et moins nerveux. Le calme et le repos rééquilibreront la personne.

- **De crises d'angoisses**

Les crises d'angoisses sont également typiques chez les personnes souffrant de stress. Soudainement ils remarquent que quelque chose ne se déroule pas comme prévu et ils s'angoissent et paniquent. Ou bien parfois ils s'angoissent sans raison préalable. Les fleurs de Bach neutraliseront cette angoisse afin que la personne devienne plus calme et ne panique plus.

- **Des problèmes de concentration**

Les maintes préoccupations rendent la pleine concentration difficile. L'oubli de choses augmente encore plus le stress. Les fleurs de Bach vous aident à traiter une chose à la fois et à ne pas anticiper sur les choses. Ceci résulte en une attention accrue.

- **De dépression**

Le stress implique un renoncement possible à un certain moment. Alors on tombe dans une période d'abattement qui peut persister longtemps. Un traitement aux fleurs de Bach permet de retrouver espoir et de se ressourcer mentalement.

La posologie classique est de deux gouttes de quintessences par jour, et de quatre fois quatre gouttes du flacon de mélange personnel, mais il n'existe aucune contre-indication à augmenter le dosage.

Le traitement dure de un à quatre jours en cas de crise aiguë, mais peut se prolonger jusqu'à vingt-huit jours par mélange de quintessences pour agir sur les émotions négatives.

Les fleurs de Bach sont vendues dans certaines pharmacies et dans toutes les bonnes herboristeries.

Les acouphènes étant reliés énergétiquement à l'émotion de la peur voici les remèdes que proposent les fleurs de Bach.

ÉTATS ÉMOTIONNELS NÉGATIFS	FLEURS DE BACH	ÉTATS ÉMOTIONNELS POSITIFS
PEUR DES CHOSES DÉFINIES. TIMIDITÉ	**MIMULUS**	CONFIANCE EN SOI TRANQUILITÉ ET ASSURANCE
PEUR DE PERDRE LE CONTRÔLE DE SOI	**CHERRY PLUM**	LUCIDITÉ ET SANG-FROID EN TOUTES CIRCONSTANCES
PEUR SANS RAISON APPARENTE	**ASPEN**	SENTIMENT DE SÉCURITÉ
PEUR POUR LES AUTRES. SENTIMENT MATERNEL EXCESSIF	**RED CHESTNUT**	CONFIANT DANS LES EXPÉRIENCES VÉCUES PAR AUTRUI
TERREUR ET CAUCHEMARS	**ROCK ROSE**	COURAGE ET OUBLI DE SOI

SE SOIGNER AVEC L'HOMÉOPATHIE

Considérée comme une médecine globale, l'homéopathie consiste à administrer au patient, à des doses infinitésimales, des substances animales, végétales ou minimales, provoquant les mêmes symptômes que la maladie dont il souffre, **dans le but de stimuler ses défenses immunitaires.**

Le fondateur de la doctrine homéopathique est Samuel Hahnemann (1755-1843), médecin allemand, qui constata un jour sur lui-même, les effets de l'écorce de quinquina en ayant absorbé deux fois par jour 12,6 grammes, et ce pendant plusieurs jours, effets semblables pour lequel le quinquina était prescrit.

Hippocrate fut le premier à formuler ce principe de similitude, qui établit un lien entre l'action thérapeutique d'une substance médicamenteuse et son pouvoir toxicologique. Ce principe est aussi à l'origine de la vaccination.

L'état de la science ne permet pas encore d'expliquer le mode d'action des dilutions infinitésimales. Ainsi pourrait se résumer la pensée de Samuel Hahnemann :

- La santé, c'est l'harmonie, le parfait équilibre de toutes les fonctions, de l'activité et du sentiment.

- Le malade, c'est l'aboutissement d'un déséquilibre qui atteint l'individu tout entier. C'est la traduction de deux forces qui se heurtent. L'une maléfique, qui désagrège ; l'autre bénéfique qui compense.

- Le médecin voit, écoute, observe, examine, note. Il interroge malade et entourage, s'informe des antécédents héréditaires et collatéraux.

- À l'état présent, chaque symptôme doit être retenu, approfondi. Chaque trouble doit être noté avec son siège, ses modalités, les conditions d'aggravation et d'amélioration, son horaire, son rythme.

De plus, **c'est une médecine particulièrement adaptée aux états de stress et aux maux qui en découlent.** Il faut savoir qu'elle ne dissocie jamais les symptômes physiques (migraines, insomnies, mal de dos) de la psychologie du patient.

En clair, la consultation homéopathique nécessite un long entretien préalable à tout diagnostic et prescription. Cette prise de connaissance permettra de déterminer l'origine du stress ainsi que la réaction du patient en fonction de son « terrain ».

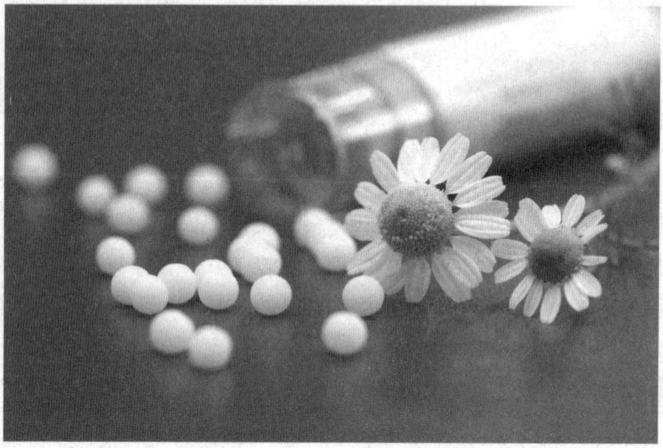

Voici quelques traitements efficaces :

- **Gelsénium 30 CH :** En cas de trac par anticipation avec inhibition, obnubilation, tremblements, tête lourde, lourdeur des paupières, somnolence, tendance aux diarrhées émotives. Une dose la veille et le matin de l'épreuve.

- **ARGENTUM NITRICUM 30 CH :** En cas de trac par anticipation avec agitation anxieuse, comportement précipité et gesticulant sujets à des troubles digestifs. Une dose la veille et le matin de l'épreuve.

- **NUX VOMICA 9 CH :** Pour les stressés et les nerveux. 2 granules trois fois par jour.

- **ARSENCIUM ALBUM :** Pour les acouphènes anciens qui génèrent anxiété et agitation.

- **CALCAREA CARBONICA :** Pour les acouphènes qui se manifestent par des bruits de craquements lorsque le patient est en train de manger.

- **CAUSTICUM :** Pour un mauvais fonctionnement de l'appareil auditif. Le sujet entend par amplification.

- **CHINA :** Pour les vertiges et une amplification de l'audition. Le patient devient hypersensible.

- **CHINIMUM SULFURICUM :** Pour les patients qui souffrent de vertiges et de problème de baisse auditive s'accompagnant de migraines et de céphalées.

- **GLONOÏNUM :** Pour les patients qui sont sujets à des crises violentes par afflux de congestion. Cela s'accompagne de bouffées de chaleur et de battements dans les vaisseaux du cou.

- **IGNATIA :** Pour les patients qui ont besoin de bruit pour détourner l'attention sur leurs acouphènes.

- **LACHESIS ET GLONOÏNUM :** Pour les patientes en période de ménopause.

- **PHOSPHORIC ACIDUM :** Pour les patients atteint d'une baisse d'audition en particulier le soir.

- **SULFUR :** Pour les sujets dont les acouphènes sont survenus suite à de l'hypertension artérielle.

CULTIVER UNE ATTITUDE POSITIVE

Il est important de préserver son mental **en cultivant une attitude optimisme face à la maladie.** Être victime d'acouphènes n'est pas une fatalité et nous avons chacun des ressources intérieures pour rebondir.

Les réponses des individus à l'égard du stress et des événements difficiles sont toutes différentes. Chaque personne évaluera et mesurera sa bonne forme mentale de différentes façons.

Il existe toutefois des facteurs communs qui favorisent une bonne santé mentale. En tenant compte de certains de ces facteurs, il est possible d'identifier de quelle manière nous pouvons « muscler notre esprit ».

• UNE ATTITUDE RÉALISTE

Le fait d'être optimiste, d'être en mesure d'observer les choses sous un autre angle et de faire preuve d'une certaine souplesse nous permet d'atteindre le niveau de résilience nécessaire pour affronter les coups durs, les difficultés et les changements et pour continuer à avancer.

• DÉDRAMATISER

Essayer de raisonner différemment. Développer des pensées qui ne sont pas stressantes ou dévalorisantes du type « *je ne pourrai jamais faire face* », « *il n'y a pas de traitement* ». Ne prenez pas toujours tout au sérieux et ne vous maintenez pas dans la résignation.

Dédramatiser les situations qui vous posent des problèmes. Déclencher des émotions positives : les optimistes sont ceux qui résistent le mieux. Donnez-vous des priorités et acceptez que tout ne soit pas réalisé tout de suite.

Ne traversez pas une journée sans moment de plaisir : il libère des endorphines qui neutralisent les effets négatifs du stress. Cultivez des émotions plaisantes. Faites monter votre plaisir… plutôt que votre colère. C'est un contre poison, un antidote au stress.

• L'ESTIME DE SOI ET LA CONFIANCE EN SOI

Au lieu de se morfondre sur ce que nous n'avons pas, nous devons nous concentrer sur les qualités qui nous définissent et qui font de nous un bon ami, un collègue apprécié ou un parent aimé.

Aussi, apprenez à identifier et à exprimer vos inquiétudes et vos préoccupations. C'est là le premier pas vers la reconnaissance et l'expression positive de vos sentiments et de vos préférences.

Faites des choses et entourez-vous de personnes qui vous valorisent. Modérez votre désir de perfection. S'il vous arrive de ne pas être à la hauteur, soyez bon envers vous-même (et les autres). Vous faites de votre mieux.

Apprenez à exprimer votre pensée et vos sentiments, particulièrement en situation de conflit, en utilisant le mot « je » : « J'ai l'impression. » (Pour exprimer vos sentiments), « Je pense… » (Pour exprimer des faits), « J'aimerais… » (Pour exprimer vos besoins et vos préférences).

Apprenez aussi l'écoute active et pratiquez-la. Écoutez ce que disent les autres, répétez-le dans vos propres mots et posez des questions afin de mieux comprendre. Évitez d'interrompre la personne.

Exprimez-vous clairement et avec assurance. Apprenez à moduler le ton de votre voix et à reconnaître le langage corporel de façon à projeter le calme et le contrôle et non pas la menace et l'agressivité.

• Prendre son temps

Prenez du temps pour vous lorsque vous êtes en période de stress. Apprenez à apprivoiser ce temps en listant, organisant et en planifiant vos tâches (pensez aussi à des plages de détente pour vous qui pourront servir à faire face aux imprévus).

En listant les tâches que vous avez à faire dans la journée, vous ne serez plus « stressé » à l'idée d'oublier quelque chose.

Hiérarchisez vos priorités et ne culpabilisez pas si vous n'arrivez pas à tout faire. Pour éviter ce sentiment, fixez-vous des objectifs raisonnables !

• Le soutien affectif

Les liens étroits avec la famille et les amis aident à développer des réseaux de soutien grâce auxquels nous pouvons recevoir et donner de l'aide.

Bâtir un réseau de personnes de confiance et communiquer régulièrement avec ces dernières - qu'il s'agisse d'un proche parent, d'un ami, d'un médecin, d'un conseiller, vous aide à maintenir un cercle social « nourrissant » qui est essentiel sur le plan émotionnel.

Ce groupe peut vous apporter le soutien nécessaire pendant les périodes difficiles, vous fournir un point de vue objectif et vous encourager à entretenir vos liens sociaux - un facteur-clé d'une bonne santé mentale et physique.

• LE SOUTIEN ASSOCIATIF

C'est une aide précieuse contre l'acouphène. S'informer, ne pas rester isolé, s'enrichir des expériences des autres, de s'encourager mutuellement.

• L'AGILITÉ MENTALE

Exercer notre esprit et notre corps en effectuant différentes activités mentales comme la pratique d'un instrument de musique nous permet d'améliorer notre agilité mentale et de promouvoir notre bien-être général.

CONCLUSION

CESSONS d'être programmé sur la résignation : « *on ne guérit pas* », « *il n'y a rien à faire* » ou encore « *il faut vivre avec* ». **Le simple fait d'insister sur l'absence totale de guérison augmente le risque pénible d'impact des acouphènes sur la vie quotidienne.**

Des traitements sont à notre disposition même s'ils ne sont pas tous efficaces. Ces derniers, même s'ils ne font pas toujours disparaître les acouphènes, permettent de vivre de manière plus sereine.

La recherche semble prometteuse et la disparition totale des acouphènes n'est plus aujourd'hui une illusion. Le progrès dans ce domaine n'est plus à prouver. **Les échanges entre médecines alternatives et allopathiques sont un pas vers la guérison.**

Aussi, il est important de rappeler que chacun de nous possède d'importantes capacités de prévention et de guérison.

Par nos pensées négatives, nous créons nos maladies et préparons le terrain favorable à l'apparition de différents troubles.

Pour guérir, nous devons changer de rôle et devenir l'acteur principal de notre guérison.

BIBLIOGRAPHIE

ASSOCIATION FRANCE ACOUPHÈNES.
Acouphènes, Éditions J.Lyon, 2006.

BARRAQUE, P., *La guérison harmonique, chantez vos harmoniques de santé*, Jouvence, 2004.

COULON E., *Les acouphènes ou l'impossible silence* : *Étiologie, physiopathologie et tentative de traitement*, thèse de 3ème cycle, Université de médecine de Rouen, Mars 2002.

HALFON R., *Soulager migraine et acouphènes, Trajectoire*, 2001.

HEBERT S., *Les acouphènes et le vieillissement*, in Revue Fréquences, Vol 18, Sept 2006.

HOLL M., *Réflexologie* : *Petit guide du bien-être*, Könemann, 1999.

HOLL M., *Soulager les acouphènes, une méthode inédite*, J.Lyon, 2007.

MARNEUR C., *Les acouphènes* : *Questions-réponses*, 12 *témoignages*, Dauphin, 2005.

MONTAIN B., *Des bruits dans les oreilles* : *Les acouphènes*, Guy Trédaniel, 1998.

OUDOUL M., *Dis-moi où tu as mal, le lexique. Plus de 300 pathologies ou traumatismes décodés*, Albin Michel, 1995.

OUDOUL M., *Dis-moi où tu as mal, je te dirai pourquoi. Les cris du corps sont des messages de l'âme*, Albin Michel, 1994.

PEIGNARD P., *Bien vivre avec des acouphènes*, Odile Jacob, 2008.

RANTET M.C, *Bourdonnements d'oreille ou acouphènes*, Le Courrier du Livre, 2000.

WILWOOD C., *Les remèdes floraux du* Dr *Bach*, Editions du Rocher, 2004.

SITES À CONSULTER

www.france-acouphènes.org

www.audition-infos.org

www.audition-prevention.org

www.lasemaineduson.org

www.cidb.org

www.inrs.fr

www.sante.gouv.fr/htm/dossiers/bruit/sommaire.htm

TABLE DES MATIÈRES

Imprimé en France par EMD S.A.S. en septembre 2009 – 53110 Lassay-les-Châteaux
N° d'imprimeur : 22072 – Dépôt légal : septembre 2009